Praktikum
der
chinesischen Akupunktur
und Punktmassage
für die Kinderheilkunde

Nach einem Lehrgang für
chinesische Akupunktur in Nanking

von
HERMINE TENK

1979

VERLAG WILHELM MAUDRICH
WIEN — MÜNCHEN — BERN

COPYRIGHT 1979 BY VERLAG FÜR MEDIZINISCHE WISSENSCHAFTEN
WILHELM MAUDRICH, WIEN
FILMSATZ UND OFFSETDRUCK: FERDINAND BERGER & SÖHNE OHG, A-3580
HORN, NÖ
PRINTED IN AUSTRIA
GRAPHIK: DIPL. GRAPH. FRAU MARTHA GRIEBLER, A 2000 STOCKERAU
ISBN 385 175 310 0

In diesem PRAKTIKUM wird, nach einem Lehrgang für chinesische Akupunktur in NANKING und Erfahrungen aus der Kinderklinik – PEKING, die bisherige erfolgreiche Anwendung an unseren westlichen Patienten dargestellt.

Es ist gedacht, sowohl für Anfänger als auch für bereits praktizierende Akupunkteure.

In knapper Form wird die physiologische Grundlagentheorie der chinesischen Akupunktur erläutert.

Im praktischen Teil wird der Therapieaufbau und der Therapieverlauf an klinischen Beispielen demonstriert.

Ein besonderes Kapitel ist dem behinderten Kind gewidmet.

Gerade bei diesen Kindern können wir alle uns bekannten Therapiemöglichkeiten mit der Punktmassage oder Akupunktur unterstützen und fördern.

INHALTSVERZEICHNIS

Vorwort:

Nach 25jähriger Tätigkeit als Kinderärztin, hatte ich im Rahmen einer China-Reise erstmals die Möglichkeit, die Kinderklinik in Peking zu besuchen. Dort sah ich in Akupunktur-Narkose die Operation einer Gallenzyste bei einem 11 Monate alten Kind. Außerdem konnte ich in der großen Akupunktur-Ambulanz erstmals die Behandlung von Kindern aller Altersstufen mit dieser AP-Methode sehen. Sehr beeindruckt hatte mich die Besserung oder Heilung von Bettnässern und Asthmatikern, ferner die Behandlung von Kopfschmerzen, Enteritis, Allergien, leichtem Schielen und Sehschwächen, Zustand nach Poliomyelitis, nach Enzephalitis oder angeborenen Behinderungen und Spastikern.

Ich habe mich daraufhin einige Jahre sehr konzentriert dem Studium der Akupunktur gewidmet. Mir fiel dabei auf, daß Kinder besonders gut reagieren und ich konnte daher von Anbeginn die unterschiedliche Wirkung einiger Punkte genau differenzieren. Da mir niemand auf meine Fragen eine Erklärung geben konnte, warum z. B. der Punkt Le 3 = Taichong viel stärkere Reaktionen im Sinne von Müdigkeit oder sogar Schwindel auslöste und man nach dem Punktieren von M 36 = Zusanli sehr fit war, suchte ich nach einer objektiven Bestätigung für diese Reaktionen und Beobachtungen.

Ein Biochemiker war bereit, Harn-Analysen, die eben bei Patienten mit endogener Depression abgeschlossen waren, nun mit Akupunkturpatienten zu wiederholen. Bei diesen Harnanalysen vor der Akupunktur und 1 Stunde nach der Akupunktur wurde im Doppelblindversuch festgestellt, daß die Nadelung von Le 3 = Taichong zu einer erhöhten Ausscheidung von 5-Hydroxy-Indolessigsäure (5-HIES), der Vorstufe von Serotonin, führte. Bei gleichzeitiger Nadelung von M 36 = Zusanli war dieser

Effekt gebremst. Hingegen führte die Punktion von M 36 = Zusanli allein zu einem Anstieg der Indolessigsäure (IES).

Es war also erstmals die labormäßige Objektivierung meiner klinischen Beobachtung der Akupunkturwirkung an Kindern gelungen. (Riederer, Tenk, Werner, J. Neur. Trans. 37 − 1975, Tenk, Riederer, Werner 4/77 und 1/78 Akupunktur-Theorie und Praxis).

1976 hatte ich Gelegenheit an einer Ärztestudienreise nach China teilzunehmen.

Ebenfalls 1976 war ich mit zwei Kollegen als erste österreichische Ärztegruppe bei einem 3monatigen Akupunktur-Lehrgang für chinesische Akupunktur und Moxibustion am Kiangsu Medical College in Nanking. Diese Kurse werden in China regelmäßig für ausländische Ärzte abgehalten. Im Rahmen einer Rundreise wurden verschiedene Städte, Kliniken und Forschungsinstitute besucht. Ich konnte am 24. XII. 1976 allein zum dritten Mal die Kinderklinik in Peking wieder besuchen.

Auf der Basis des Lehrganges in Nanking war es nun für mich leichter verständlich mit den chinesischen Kollegen der Akupunktur-Ambulanz, über die Möglichkeiten der Anwendung von Akupunktur und Moxibustion in der Kinderheilkunde zu diskutieren.

Mit dieser Niederschrift möchte ich meinen Lehrern in Nanking und den Kollegen der Kinderklinik Peking meinen Dank aussprechen.

Ferner danke ich allen Mitarbeitern und vor allem den Eltern, vieler mit dieser Methode geheilter Patienten, die mir den Mut und die Kraft gegeben haben durchzuhalten, um nun meine reichen Erfahrungen an jüngere Kollegen weitergeben zu können.

Danken möchte ich meinen Mitarbeitern MR Dr. H. Werner, FA f. Neurologie und dem Biochemiker Dr. P. Riederer, dessen Arbeit (wie oben beschrieben) bereits mit einem Preis ausgezeichnet wurde. Wir hatten in unermüdlicher Kleinarbeit an meinen Patienten, Patienten der Kinderneurologie (Prof. Dr. Rett) und Patienten der neurologischen Abt. des Krankenhauses der Stadt

Wien-Lainz den spasmolytischen Akupunktur-Effekt objektivieren können.

Damit wurde eine neue Methode in der Erforschung der Akupunktur – Therapie – Wirkung eingeleitet.

Mein besonderer Dank gilt Herrn Prof. Dr. A. Rett, Vorstand der Kinderneurologie am Rosenhügel-Wien und seinen Mitarbeitern. An dieser Klinik konnte ich bereits Seminare, Kurse und Praktika abhalten.

Ein eigenes Kapitel ist dem behinderten Kind gewidmet. Möge das Interesse aller mit dieser Materie befaßten und ganz besonders mit behinderten Kindern arbeitenden Kollegen und Physiotherapeuten unterstützt werden.

Für die Durchsicht und Korrektur des Manuskripts danke ich den Kolleginnen Frau Dr. Traute Blaschko und Frau Dr. Melanie Pichler-Huber.

Wien, im September 1978   Dr. Hermine Tenk

I. KAPITEL

A. Einführung:

Das Studium der chinesischen Akupunktur (AP) erfordert ein gewisses Umdenken in unseren westlich medizinischen Vorstellungen.

Seit Jahrtausenden wurde in China mittels Massage oder Nadelung (Akupunktur = AP) oder Erwärmen (Moxibustion = Moxa) an bestimmten Körperpunkten ein sehr kompliziertes System zur Linderung von Schmerzen oder Heilung und Wiederherstellung nach Krankheiten entwickelt.

In den letzten Jahren wurde an der Akademie für Traditionelle Medizin in Peking aus dieser komplizierten und für uns westliche Mediziner mystisch wirkenden Wissenschaft ein Konzentrat, brauchbar und erlernbar für die Praxis, herausgearbeitet.

Diese Grundlagentheorie und deren praktische Anwendung konnte ich in dem Lehrgang für ausländische Ärzte in Nanking kennenlernen.

Die Kombination von praktischen und klinischen AP-Erfahrungen an unseren westlichen Patienten mit unserer westlichen klassischen Medizin soll in diesem Praktikum zusammengefaßt werden.

Es wird in knapper Form die, für den Therapieaufbau unbedingt notwendige physiologische Grundlagentheorie der chinesischen Akupunktur dargestellt.

Zum eingehenden Studium wird auf die, in diesem Verlag erscheinenden Lehrbücher von Wancura und König verwiesen.

Mehr Raum wird dem praktischen, klinischen Therapieaufbau und Therapieverlauf gewidmet.

In der Kinderheilkunde bietet sich in erster Linie die *Massage* bestimmter Punkte für die Schmerzlinderung oder Unterstützung der westlichen Therapie an: bei Bronchitis und bei motorisch retardierten Kleinkindern.

Es gibt zwar keine Altersgrenze für die *Nadelung,* doch ergibt sich in der Praxis deren Anwendung häufig erst im Schulalter.

Die *Moxibustion* wird wegen der Geruchsbelästigung in unseren Ordinationen nur selten zur Anwendung kommen. In China verwendet man diese Methode zur Unterstützung der Enteritistherapie recht häufig. Es wird von der Mutter der Punkt Kg 8 = Shenjue =Nabel (dieser darf nie genadelt werden!) 2–3 mal täglich je 5 Minuten mit *Moxa* erwärmt. Oder es wird der Punkt Lg 20 = Baihui am Kopf bei rezidivierenden Erkältungen mit Moxa behandelt. Ferner kann man ein Stück Moxa auf die Nadel geben und diese dadurch erwärmen z. B. bei chronischer Enteritis (siehe Bild Nr. 16).

Die Therapie mit gebündelten Nadeln in Form eines Hämmerchens = 7-star oder *Pflaumenblütennadel* wird von manchen chinesischen Ärzten gerne angewendet (s. Bild Nr. 20).

Wie in unserer westlichen Medizin, gibt es auch in den chinesischen Universitätsstädten unterschiedliche Schulen für Akupunktur mit ihren eigenen praktischen Erfahrungen.

Ich konnte dies auf drei Chinareisen und in vielen Gesprächen mit chinesischen Ärzten in Kliniken, Provinzspitälern und Ambulatorien feststellen.

Da ich nun aus eigenen Erfahrungen (ich habe anfangs auch nach der sogenannten westlichen Akupunkturmethode gearbeitet) die praktische Anwendung der westlichen und chinesischen Akupunktur-Methode vergleichen kann, fühle ich mich verpflichtet, darauf hinzuweisen, daß die Therapie-Erfolge mit der chinesischen Akupunktur auch bei unseren westlichen Patienten unvergleichlich besser sind.

Es darf nicht verwundern, wenn Patienten andernorts z. B. wegen Kopfschmerzen 10 mal (mit westlicher AP) behandelt wurden – ohne Erfolg! Danach haben diese Patienten nach der chinesischen Methode erstmals das sogenannte *Nadelgefühl* und sind nach 2–3 Therapien, oft schon nach einer einzigen (!) Therapie beschwerdefrei.

Kinder geben sehr gut die Nadelreaktionen an und melden sofort, wenn das „Ziehen" nachläßt.

Wie wir aus der englischen medizinischen Literatur einige Termini in unseren Sprachgebrauch übernommen haben, werden auch in der Akupunktur-Grundlagen-Theorie einige chinesische Ausdrücke beibehalten und erklärt.

Übersetzungstechnische Mißverständnisse werden dadurch vermieden.

B. Methode:

Für die Anwendung in der Kinderheilkunde stehen uns mehrere Methoden und Möglichkeiten zur Verfügung.

1. Die Massage
und die Pressur der Akupunktur-Punkte:

Besprochen wird nur die lokale Punktmassage und nicht die lineare Streichmassage.

Die Ausführung erfolgt entweder mit der Fingerkuppe oder dem Fingernagel, mit einem Metall-, Plastik- oder Glasstab. Die Mutter kann die Punkte, die man ihr bei einer länger dauernden Therapie genau zeigt, daheim mit einer groben Häkelnadel massieren.

In der Regel werden die Punkte leicht kreisend oder vibrierend, manchmal stark pressend massiert.

Ein Elektro-Vibrator kann ebenfalls verwendet werden.

Es gilt wie bei der Nadelmanipulation: schwache Massage wirkt tonisierend, starke Pressur wirkt sedierend.

Dauer der Massage pro Punkt:

Bei Säuglingen im ersten Lebensjahr je Punkt nur 20 Sekunden! Bei älteren Kindern je Punkt nur 30 Sekunden; die Kinder zählen gerne mit!

Bei starker lokaler Reizung – Rötung oder Quaddelbildung – verkürzt man die Dauer der Massage.

Man kann jeden Punkt massieren, darf aber nicht jeden Punkt nadeln z. B. nie Kg 8 = Shenjue = Nabel punktieren!

6

2. Die Nadelung:

Ehe man Patienten zu nadeln beginnt, ist es notwendig, an einem Watte- und Zellstoffpolsterchen (siehe Bild Nr. 7) zu üben. Danach nadelt man sich selbst, um das notwendige Nadelgefühl = de Qi-Gefühl kennen zu lernen. Das ist ein, von der eingestochenen Nadel ausgehendes Gefühl von: leichter Spannung, Ziehen oder parästhesieartigem Kribbeln. Die Kinder sagen: „da laufen Ameisen!"

Es gibt keine Altersgrenze für die Nadelung!

Verwendet werden derzeit dünne Filiformnadeln aus rostfreiem Stahl in der Länge von: 0,5, 1,0 und 1,5 *cun.*

CUN = ein individuelles Körpermaß und entspricht etwa der Daumenbreite des Patienten. Oder: man schließt Daumen und Mittelfinger zu einem Ring, so entspricht es der Distanz der beiden Mittelfingerfalten.

Zeichnung: Seite 45.

In der Regel wird bei Kindern nicht so tief gestochen wie bei Erwachsenen. Auch die Manipulation wird meist mäßig durchgeführt. Siehe praktischer Teil.

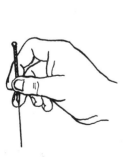

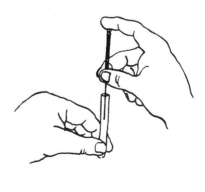

Die Nadelhaltung   Glasrohr zur Nadeleinführung

Die Nadel wird zwischen Daumen und 2./3. Finger – also mit drei Fingern – gehalten. Der Patient sieht sie dadurch kaum. Um Schmerzen zu vermeiden, stößt man die Nadel rasch durch die Haut und geht dann unter leichtem Drehen gefühlvoll tiefer, bis die Nadelsensation auftritt.

Man kann den Punkt auch mit einem Glasröhrchen, das ½ cm kürzer als die Nadel ist, fixieren und klopft mit dem Finger auf die Nadel. Danach entfernt man das Glasröhrchen und führt die Nadel tiefer bis zum Auftreten des *„Nadelgefühls"*.

Zeichnung: Seite 7.

Kinder geben sehr genau die Nadelreaktionen an. Man kann diese aber auch objektiv an kleinen Symptomen, wie z. B. Zukken des Zeigefingers bei Punktion von Di 4 = Hegu, erkennen.

Es ist erstaunlich, wie rasch Kinder mitarbeiten und wie sie, wenn einmal das „de Qi"-Gefühl nicht sofort da ist, dies melden!

So kann es vorkommen, daß man beim Stechen den Eindruck hat, mit der Nadel in einen Hohlraum zu fallen und keine oder nur sehr schwache Reaktionen zu spüren sind. Dann gibt man den symmetrischen Punkt der Gegenseite und bemerkt hier eine starke Spannung, damit verbunden eine heftige Nadelreaktion des Patienten. Nach kurzer Zeit tritt auch beim ersten Punkt eine Nadelsensation auf.

Bei der 2. und 3. Therapie werden die lokalen Reaktionen intensiver, um bei längeren Behandlungen wieder nachzulassen.

Bei sogenannten Langzeit-Therapien, wie sie bei körperbehinderten Kindern notwendig sind, werden immer wieder Pausen eingeschaltet. Siehe Kap. das behinderte Kind.

Die Körperakupunktur wirkt, mit Abstand gegenüber anderen Akupunktur-Formen, harmonisierend auf Soma und Psyche.

Wir können unterstützend die Ohr-AP mit der Körper-AP kombinieren.

Die Cerebrale-AP, erst seit dem Jahr 1971 von chinesischen Neurologen praktiziert, können wir vor allem bei choreoathetosen älterer Kinder anwenden.

3. Die Manipulation der Nadeln:

Bild Nr. 7:

BU (bu:) = Tonisieren = kleine Rotation und kleine Amplitude.
XIE (schié:) = Sedieren = große Rotation und große Amplitude.
Die Manipulation wird bei Kindern in der Regel mäßig durchgeführt!

Im Prinzip kann jeder Punkt entweder tonisiert oder sediert werden. Dies ergibt das Krankheitsbild.

4. Die Anwendung von Moxibustion:

Bild Nr. 9, 15, 16:

Diese Wärmetherapie wird gerne bei chronischen Krankheiten angewendet. Es werden entweder die Punkte, in entsprechendem für den Patienten angenehm erträglichen Hautabstand, erwärmt oder es wird ein Stück Moxa auf die Nadel gesteckt, um diese zu erwärmen.

5. Die Anwendung der Pflaumenblüten- oder 7-star-Nadel:

Bild Nr. 20:

Z. B.: wird mit diesem Hämmerchen bei Enteritis auf den Punkt M 36 = Zusanli geklopft. Da aber jede Berührung der Haut doch etwas sticht, verwende ich persönlich diese Methode nicht gerne.

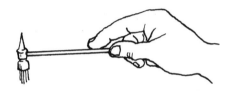

Das Nadelhämmerchen – seven star – Pflaumenblütennadel

6. Dauernadeln:

Es gibt 2 Arten, für die Ohr- und Körper-Akupunktur. Für das Ohr klebe ich die sterile Nadel mit Hilfe einer Pinzette auf ein Stück eines band aid-butterfly-Pflasters. Damit kann man die kleine Rundnadel dann gut fixieren. Diese wird einige Tage belassen.
Bei Kindern nur sehr selten in Verwendung.

Dauernadeln für:

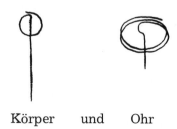

Körper   und   Ohr

7. Catgut-Implantationen:

0,5 cm lange, sterile Catgut-Stücke werden mittels einer Lumbalpunktionsnadel in einzelne, wenige Punkte implantiert. Diese Art der Therapie erfolgt nur bei Langzeitbehandlungen, z. B. nach Poliomyelitis etc. (siehe Bild Nr. 23).

10

Vorteil: Der Patient muß nur alle 2 Wochen zur Behandlung kommen.
Nachteil: es bleiben doch sichtbare Narben.

8. Punktinjektionen:

Es wird z. B.: Vit. B 12 bei Lähmungen lokal in 2–4 Punkte pro Sitzung injiziert. In China werden verschiedene Pharmaka für Punktinjektionen verwendet.

C. Technik:

1. Allgemeine Regel:

Die Nadelung erfolgt von *oben* nach *unten;* d. h.: am Kopf beginnen und an den Füßen beenden.
Werden Punkte am Rücken punktiert, muß man immer zuerst am Rücken beginnen, die Nadel 10 Minuten belassen und erst dann vorne, ventral nadeln und wieder 10 Minuten belassen. (Shu-Mu-Methode).

2. Patienten-Lagerung:

Die Akupunktur sollte liegend durchgeführt werden. Nur kleinere Kinder können auch von der Mutter oder einer Begleitperson gehalten werden. Für die richtige Lagerung benötigt man ca. 6 kleine Pölsterchen (20 : 30 cm). Damit werden z. B. Knie- oder Handgelenke unterstützt. Die zu behandelnden Körperstellen sollen vollkommen entspannt sein.

Vor der Akupunktur werden die Hautstellen entweder mit sterilem 70%igem Alkohol oder Merfen-Tinktur farblos gereinigt.

Die Sterilisation der Nadeln ist unbedingt erforderlich!

Die Punkte werden je nach der Körperstelle verschieden fixiert.

Bild Nr. 8:

3. Punktion:

Die mit drei Fingern geführte Nadel wird rasch durch die Haut gestoßen, um Schmerzen zu vermeiden. Danach wird die Nadel etwas drehend bis zum Auftreten des sogenannten „de Qi"-Gefühls weiter geführt. Die Tiefe der Nadelung hängt von der Lokalisation der Punkte ab und wird im praktischen Teil näher angegeben.

Ist es notwendig die Stichrichtung zu ändern, darf die Nadel nicht ganz entfernt werden. Sie wird nur etwas zurückgenommen und dann in die gewünschte Richtung geführt.

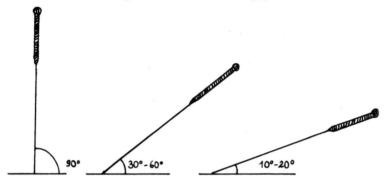

Die Einstichmöglichkeiten je nach Punktlokalisation

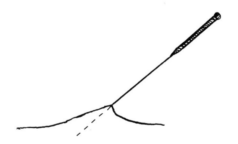

Nadelumklammerung durch das Gewebe.

Es kann vorkommen, daß die Nadel vom Gewebe wie mit einem festen Griff umklammert wird.

Dann darf man nicht manipulieren. Unter leichtem Klopfen der Umgebung löst sich diese Spannung bald wieder.

Die Entfernung der Nadel erfolgt, wie der Einstich, unter leichtem Drehen. Dabei wird mit einem sterilen trockenen Tupfer

sofort fest auf die Stichstelle gedrückt. Somit verhindert man eine eventuelle Blutung aus einem kleinen Gefäß. In der Regel blutet die Stichstelle nicht!
Vorsicht ist geboten bei der Nadelung in Augennähe.

Nach der Nadelentfernung soll der Patient noch einige Minuten ruhen, danach langsam aufstehen.

Kinder sollen danach nicht: radfahren, Geräteturnen, reiten oder auf Bäume kraxeln!

Am Tage der Akupunktur sollen also keine extremen körperlichen Anstrengungen durchgeführt werden!
Häufig sind die Patienten nach der Behandlung müde oder haben ein Schlafbedürfnis.
Je nach den gegebenen Punkten kann es auch zu leichtem Schwindelgefühl kommen.

Vorsicht: Alkohol und Medikamente wirken infolge Akupunktur verstärkt und müssen dementsprechend reduziert werden. Die Dosierung soll mit dem zuweisenden Hausarzt des Patienten abgesprochen werden!

Nach der Akupunktur werden die Nadeln – vor der Sterilisation – gereinigt und kontrolliert.
Nicht geeignet für weitere Behandlungen sind Nadeln: mit einem Knick – diese könnten bei der Punktion brechen! mit stumpfer oder gebrochener Spitze – sie sind sehr schmerzhaft bei AP! mit starken Verbiegungen – ebenfalls schmerzhaft bei AP!
Die Nadeln dürfen nie vollkommen bis zum Griff eingeführt werden = *Bruchgefahr (!)* und sie verschwinden in der Tiefe des Gewebes.

4. Sofortnagelung

Bei unruhigen Patienten verwendet man anfangs besser die *Sofortnadelung,* d. h. man nadelt einen Punkt solange, bis das „de Qi"-Gefühl bemerkt wird und entfernt danach die Nadel. Dies wiederholt man bei jedem Punkt.

14

II. KAPITEL

Die physiologische Grundlagentheorie der chinesischen Akupunktur:

Es ist notwendig einige chinesische Ausdrücke beizubehalten und zu erklären. Die Darstellung beschränkt sich auf die notwendigen elementaren Grundbegriffe.

1. **YIN** und **YANG** sind wie MINUS und PLUS in der Natur zu verstehen.

Im Universum ist YIN:

YIN:	YANG:
Nacht	Tag
Erde	Himmel
Wasser	Feuer
Ruhe	Bewegung
Ebbe	Flut
Minus	Plus

In der Funktion der Organe so zu sehen:

YIN:	YANG:
Innen	Außen
Unten	Oben
Ventral	Dorsal
Organ (Ruhe)	Funktion (Bewegung)

Doch hat jedes Organ sein eigenes YIN und sein eigenes YANG.

Wir können unterscheiden:

Hypofunktion } **von YIN und YANG**
Hyperfunktion

YIN   YANG

++   ++   = Balance = Gleichgewicht = Harmonie
+++   ++   = Exzeß von YIN = Hyperfunktion des YIN
++   +++   = Exzeß von YANG = Hyperfunktion des
                     YANG
+   ++   = Mangel an YIN = Hypofunktion des YIN
++   +   = Mangel an YANG = Hypofunktion des
                     YANG

Dies bedeutet klinisch:

Tabelle:

XU von YIN:	Innere Hitze chron. Krank- heiten Fehlernährung	Heiße Hand- u. Fuß- sohlen, spontanes Schwitzen, Nachm. Temp., Obstipation, *Nacht-Kopfschmerzen,* *Zunge:* rot, etw. belegt, *Puls:* dünn.
XU von YANG:	Externe Kälte leicht verkühlt keine Abwehr	Kalte Extremitäten, Frösteln, *viel* *Schwitzen,* fühlt sich schwach in den Ex- tremitäten, spricht wenig. *Tag-Kopf-* *schmerzen.* *Zunge:* blaß, leicht weißlich belegt. *Puls:* schwach.

18

SHI von YANG:	SHI-Hitze Akut fieberh. Krankheit, z. B. Pneumonie, Manie	Heiße Extremitäten, *Obstipation, kein Schweiß,* spricht viel, will keine Wärme, funktion. Hyperaktivität. *Zunge:* rot u. gelblich belegt, *Puls:* kräftig, schnell.
SHI von YIN:	SHI-Kälte, Störung der Sekretion, Absorption u. Zirkulation. Exzeß des Materials von pathogenen Produkten, z. B. Schleim.	Schmerzen, Kältegefühl, viel Speichel, *kein Durst,* Schwellung und Spannung von Brust und Abdomen. *Zunge:* weiß, schmierig belegt. *Puls:* langsam, tief.

Für die praktische Anwendung in der chinesischen Medizin bedeutet dies:
„Alles steht im Widerspruch zueinander, ist in beweglicher Abhängigkeit und beweglicher Kontrolle aber auch in beweglicher Veränderung."

2. XU (engl. Lautschrift: ʒ ü:) = die chinesische Bezeichnung für die Unterfunktion und den Zustand von *chronischen Krankheiten.*

SHI (ʃə) = die chines. Bezeichnung für die Überfunktion und den Zustand von *akuten Krankheiten.*

Wir können also von einem XU des YIN und XU des YANG oder von einem SHI des YIN und SHI des YANG sprechen.

Bei langem chronischem Krankheitsverlauf sprechen wir von einem XU-Zustand, bei einer akuten Erkrankung von einem SHI-Zustand.

Z. B.: Es kann bei einer chronischen Bronchitis (XU) zu einer akuten fieberhaften Verschlechterung kommen = SHI-Exacerbation.

3. QI (dʒi:) = stellt die *funktionelle Aktivität* eines Organs dar.

XUE (ʃüe:) = stellt die *materielle Base* eines Organs dar.

Am Beispiel der Lunge:

Organstruktur oder materielle Base = XUE = ZANG = YIN
Funktionelle Aktivität = QI = FU = YANG

Was versteht man unter **ZANG FU** = Viscera = Eingeweide.

4. ZANG FU: beinhaltet:

1. Das anatomische Organ selbst
2. Die physiologischen Funktionen
3. Die pathologischen Störungen

ZANG = YIN = Speicherung = Ruhe = Organ
FU = YANG = Entlastung = Bewegung = Funktion

Jedes ZANG und jedes FU hat sein eigenes YIN und sein eigenes YANG.

ZANG: YIN = Herz, Leber, Milz, Lunge, Niere, Kreislauf (Pericard).
FU: YANG = Dünndarm, Gallenblase, Magen, Dickdarm, Blase, 3 E = Sanjiao.
Außerordentliche FU: Gehirn, Wirbelsäule (+ Knochenmark), Uterus.

5. Die Meridiane:

Es gibt derzeit noch keine organische Darstellung für die sogenannten Meridiane und Kollateralen.

Durch die von den Punkten ausgehenden Reaktionen konnte an sensiblen Menschen in der Folge von Jahrtausenden ein ganzes System von Längs- und Querverbindungen in und auf dem menschlichen Körper festgestellt werden.

Jeder Akupunkteur wird dies sehr bald an sich und seinen Patienten bestätigen können.

Es ist sicher, daß von den Meridianpunkten eine enge Beziehung zum Nervensystem und zu den biochemischen Reaktionen des menschlichen Gewebes besteht.

In China werden intensive Forschungen an Tierversuchen durchgeführt.

Bild Nr. 4:

Eigene Beobachtungen der unterschiedlichen Reaktionen von verschiedenen Punkten bei Kindern, führten zu den ersten klin. objektiven Befunden durch biochemische Harnuntersuchungen vor Akupunktur und 1 Stunde nach AP. Es konnte damit vor allem die spasmolytische Wirkung des Pkt. Le 3 = Taichong = höchster Angriff – durch erhöhte Ausscheidung der 5-HIES = 5-Hydroxy-Indol-Essigsäure (Serotonin) nachgewiesen werden. Weitere Untersuchungen ergaben, daß durch die Nadelung von M 36 = Zusanli und Le 3 = Taichong diese Ausscheidung gebremst wird. Bei Nadelung von Pkt. M 36 = Zusanli allein erfolgte die Stimulierung der IES (Indolessigsäure).

Bild Nr. 6:

Jeder Meridian steht direkt in Verbindung mit einem inneren Organ.
Oberflächlich stehen die Meridiane durch Kollaterale in Verbindung.

a) Wir unterscheiden in der Längsrichtung 6 Meridianpaare:

Taiyin	= Lunge – Milz	Taiyang	= Dünndarm – Blase
Jueyin	= Kreislauf – Leber	Shaoyang	= Sanjiao (3E) – Gallenblase
Shaoyin	= Herz – Niere	Yang Ming	= Dickdarm – Magen

Bild Nr. 10, 11

Ferner sind die Meridiane in einer Innen-Außenverbindung gekoppelt.

Bild Nr. 12

b) Verbindung von:

ZANG = YIN   FU = YANG

Hand – Taiyin – Lunge ⇄ Dickdarm – Hand – Yang Ming

Hand – Jueyin – KS ⇄ Sanjiao (3 E) – Hand – Shaoyang
(Pericard)

Hand – Shaoyin – Herz ⇄ Dünndarm – Hand – Taiyang

Fuß – Taiyin – Milz ⇄ Magen – Fuß – Yang Ming

Fuß – Jueyin – Leber ⇄ Gallenbl. – Fuß – Shaoyang

Fuß – Shaoyin – Niere ⇄ Blase – Fuß – Taiyang

c) Lokalisation der Meridiane: für die Therapie von:

3 Hand-YIN vom Thorax ⟶ Hand — Thorax und lokale Extremitäten-Kh.

3 Hand-Yang von Hand ⟶ Kopf — Kopf und lokale Extremitäten-Kh.

3 Fuß – Yang vom Kopf ⟶ Fuß — Kopf und lokale Extremitäten-Kh.

3 Fuß – YIN vom Fuß ⟶ Abdomen und Thorax — Abdomen und lokale Extremitäten-Kh.

Jeder Meridian ist direkt in Verbindung mit einem inneren Organ.
Oberflächlich bestehen zwischen den Meridianen die Kollateralen.

d) 14 Meridiane d. h. Kanäle mit Kollateralen = Jingluo werden in der Regel für die Akupunktur-Therapie verwendet. Daneben gibt es noch die **Sondermeridiane,** die seltener zur Anwendung kommen.

Obere Extremität HAND		FUSS Untere Extremit.	
Med. YIN: Lunge	TAIYIN	Milz	**:YIN Med.**
KS	JUEYIN	Leber	
(PERICARD)			
Herz	SHAOYIN	Niere	

Lat.	Dickdarm	YANG	Magen	**Lat.**
YANG:		MING		**:YANG**
	Sanjiao (3E)	SHAOYANG	Gallenbl.	
	Dünndarm	TAIYANG	Blase	
			(Harnbl.)	

Während die bisher angeführten Meridiane am Körper seitengleich angeordnet sind d. h. 6 Meridianpaare = 12 Meridiane, befinden sich am Stamm zwei unpaarige Sondermeridiane:

VENTRAL: **REN MAI** oder Konzeptionsgefäß für den Uterus = **Kg**

DORSAL: **DU MAI** oder Lenkergefäß für Gehirn und Rückenmark = **Lg**

Das ergibt also 14 Meridiane!

Für die Therapie von besonderer Bedeutung ist die Beziehung der Meridiane zu den Inneren-Organen, den ZANG FU (Organstruktur, Organphysiologie, Organpathologie) und zu den Sinnesorganen.

Diese Zusammenhänge ermöglichen uns den Aufbau einer gezielten Therapie.

Es ist daher nicht sinnvoll, gewisse Punktekombinationen wie Kochrezepte auswendig zu lernen.

Sicher gibt es „Erfahrungspunkte", die infolge langer klinischer Erfahrung mit Recht in ein Therapieprogramm eingebaut werden können.

Die besseren Erfolge erreicht man jedoch mit der auf: Patientenbild, Krankheitsursache und Krankheitsverlauf aufgebauten Therapie.

1. Wichtig ist die Wahl des richtigen Meridians!
2. Danach folgt die Wahl der Punkte!

Da sich das Aussehen und die patho-physiologische Situation des Patienten von Sitzung zu Sitzung ändern, wäre es falsch, das erste Programm, weil es zur Besserung geführt hat weiter zu geben.

Es ist das Faszinierende an der Akupunktur-Therapie, daß man immer kreativ die neue Situation erkennen und therapeutisch ausbauen soll.

6. Das Tor zur Therapie:

a) Die Beziehung der Meridiane zu den Sinnesorganen:

Lunge — Nase (Nasopharynx) — Dickdarm (intern – extern)

Milz — Lippen — Magen (intern – extern)

KS — Zunge (wie Herz) — 3 E (Sanjiao) (intern – extern)

Leber — Augen — Gallenblase (intern – extern)

Herz — Zunge — Dünndarm (intern – extern)

Niere — Ohren — Blase (intern – extern)

24

Beispiele:

Bei chronischen Magen-Darmerkrankungen sind die Lippen blaß und spröde. Wir behandeln über den *Milzmeridian,* indem wir den Haupttonisierungspunkt für dieses Organ = M 36 = Zusanli geben. Dieser Punkt ist aber auch der wichtigste Punkt für alles Geschehen im Abdomen. z. B.: Enteritis, Kolitis, Obstipation und in der Anästhesie für Operationen im Bereich des Abdomens.

Der *Lungenmeridian* steht in Zusammenhang mit dem Nasopharynx. Wir behandeln daher Erkältungen oder Nasenallergien über den Lungenmeridian oder seine intern-externe Verbindung, den *Dickdarm-Meridian.*

Die Zusammenhänge von *Leber* und Augen am Beispiel eines Schulunfalles: Einige Kinder hatten bei einem chemischen Versuch zu intensiv an einem Gas gerochen. Hustenreiz und rote Augen waren die Folgen. Die intensive Sedierung (Pressur) des Punktes Le 3 = Taichong brachte eine sofortige Erleichterung der Augen, das Brennen ließ sofort nach.

Psychische Störungen (mental disorders) werden über die Meridiane *Herz-* und *Kreislauf* und das *Lenkergefäß* behandelt. Herz – Geist – Gehirn.

Die Beziehung der *Niere* zum Ohr wird bei der Behandlung der Schwerhörigkeit angewendet.

Ferner werden wir die *Niere,* als Ausdruck für die sogenannte „Urenergie" oder das Hormonsystem, in die Therapie kongenitaler Störungen einfügen oder bei alten Menschen und nach langer, schwerer Krankheit, wenn der Organismus erschöpft ist.

b) Die Funktion der 6 ZANG:

Die folgende Erklärung entspricht nicht unseren heutigen westlich medizinischen Vorstellungen. Doch es ist erstaunlich, wie von den Chinesen die funktionellen Zusammenhänge bereits vor 2.000 Jahren gesehen und erkannt wurden.

Da es sich bei ZANG FU nicht nur um das Organ an sich, sondern auch um seine normalen physiologischen Funktionen und seine pathologischen Störungen handelt, erhalten wir hiermit wichtige Richtlinien für einen gezielten Therapie-Aufbau.

I. HERZ: Hand Shaoyin-Meridian

1. Ist das Herz-Qi (Funktionelle Aktivität) behindert:
   Symptome: praecordiale Schmerzen, Herzklopfen, Dyspnoe
   Therapie: **H 7** = Shenmen.
2. Herz – Zirkulation – Geist: Gefühl, Bewußtsein, Denken, Stimmung, Sprache, Coma.
   Therapie: H + KS für Geisteskrankheiten
   (Beruhigt die Mentalität und den Geist).
3. Das Herz öffnet sich über die *Zunge!*
   Die Situation des Herzens kann man im Gesicht ablesen. Gerötete Zungenspitze, Erosionen: „das Herzfeuer lodert aufwärts."

II. LEBER: Fuß Jueyin-Meridian

1. Speichert Blut und reguliert den Blutbedarf.
   Th. bei: Nachtblindheit, Sehstörungen, Haemorrhagien.
2. Beherrscht: Sehnen, Muskeln, Ligamente und Nerven!
   Symptome: Störungen der motorischen Aktivität, Muskelspasmen, Opisthotonus, Konvulsionen.
   Therapie: **G 34** + **Le 3** = Yanglingquan + Taichong.
3. Die Leber öffnet sich in den *Augen!*
   Z. B.: Augenrötung = „Aufwärtsstreben des Leberfeuers!"
   Th.: **Le 3** = Taichong.
4. Die Leber hat die Funktion der Drainage und Freisetzung des Qi der Meridiane. D. h. *die Funktion wird in Gang gebracht.*
   Z. B.: bei Agitation, Hypochondrie, depressiver Stimmung.

III. MILZ: (Pankreas = mit eingeschlossen):
Fuß Taiyin-Meridian

1. Transport und Transformierung (Verdauung und Resorption).
   Nur wenn die Milz-Pankreasfunktion normal ist, funktio-

niert die Transformation der feinen Nährstoffe und Körperflüssigkeiten (Wasser).
Die Milz reguliert die Wasser-Balance (MP 6).
Z. B.: Th. bei: Störungen im Verdauungstrakt: Diarrhoe und Obstipation (MP 15), Dyspepsie (MP 4), Bauchschmerzen, Bauchspannung.
Störungen der Körperflüssigkeit: *Ödeme der Extremitäten, die nicht cardial bedingt sind (MP 6).*

2. Die Blutfunktion:
   Z. B.: Funktionelle uterine Blutung (MP 6, KG 4), XU des QI der MILZ = funktionelle Unterfunktion.
   Therapie: das QI stärken und allgemein kräftigen =
   der Haupttonisierungspunkt für die Milz = **M 36** = Zusanli.

3. Beherrscht die Muskulatur, d. h. *die Ernährung der Muskulatur!*
   Z. B.: Schwäche und Müdigkeit der Extremitäten, Muskelhypotrophie, Muskelhypotonie und Muskeldystrophie (nicht kongenital).

4. Die Milz öffnet sich durch den *Mund* = die Situation des Organs kann man „an den *Lippen* ablesen."
   XU des QI der MILZ = die LIPPEN sind blaß und trocken!

IV. LUNGE: Hand Taiyin-Meridian

1. Beherrscht das QI (Funktion) im Sinne der Respiration:
   Inhalation des neuen O_2 – Ausatmung des alten CO_2.
   Wenn die (Lungen) Funktion (QI) gestört ist dann:
   Erstickungsgefühl in der Brust, Dyspnoe, Husten, Sputum, Haemoptoe.

2. Beherrscht die Haut, Haare und Schweißdrüsen.
   Therapie bei Allergien, Ekzemen (Lu 5)

3. Die Lunge „öffnet sich durch die *Nase!*"
   Bei Nasenobstruktion ist das QI der Lunge nicht frei.
   Z. B.: Nasenflügelatmen bei Pneumonie.

V. NIERE: Fuß Shaoyin-Meridian

(traditionell übergeordnete Bedeutung, plus Nebenniere zu verstehen).

1. Sie ist die materielle Base für die gesamte funktionelle Aktivität aller „ZANG FU" = YIN-NIERE.
   Für: Reproduktion, Wachstum und Entwicklung.
   Wenn ein Mensch alt ist oder nach langer Krankheit = erschöpft sich das YIN der NIERE!
   Symptome: Schwindel, verschwommenes Sehen, Schlaflosigkeit, Nachtschweiß, Schmerzen in der Lumbalgegend = das Haus der Niere = B 23-Shenshu (Nierenzustimmungspunkt).
   Dieser Lumbal-Schmerz ist dumpf und kann bereits bei Kindern sehr genau beobachtet werden.

2. Die YANG-NIERE beherrscht „das Feuer der Vitalität!" d. h. die überschüssige oder bewegte Kraft diverser Organe.

3. In Bezug zum YIN und YANG der NIERE stehen die Knochen, d. h. ihr Wachstum, ihre Entwicklung und Wiederherstellung.

4. Die Verteilung und Ausscheidung des Wassers aus dem Körper ist die eigentliche Funktion des YANG der NIERE.
   Z. B.: Oligurie, Polyurie, Ödeme, Enuresis, Inkontinenz.

5. Beherrscht die Aufnahme der Luft!
   Z. B.: bei Dyspnoe, schwacher Atmung = XU des YANG der NIERE.

6. Die Niere „öffnet sich durch das *Ohr!"*
   Z. B.: Tinnitus = XU der YANG-NIERE.
   Deshalb: Schwerhörigenbehandlung über den Nierenmeridian etc.

VI. KREISLAUF (KS) – PERICARDIUM:
Hand Jueyin-Meridian

KS-Punkte haben ähnliche Wirkung wie die Herz-Meridian-Punkte.

c) Die FU-Organe stehen extern und intern in Verbindung zu den 6 ZANG-Organen.

ad VI. mit dem *Kreislaufmeridian* ist der *SANJIAO* oder 3 E = 3fache Erwärmer intern-extern verbunden. Dieser unterstützt die funktionelle Aktivität von:
1. Respiration und Kreislauf = Lunge und Herz
2. Verdauungssystem = Magen und Milz
3. Urogenitalsystem = Niere und Blase.

d) Außerordentliche FU:

1. GEHIRN: YANG-DU MAI-Lenkergefäß = Lg.
Die materielle Base für: Knochenmark, Geist, Niere (Hormonsystem)

Therapie für mental disorders: über die Meridiane:

Lg = DU MAI = Gehirn und Niere
H   = Hand Shaoyin = Herz
N   = Fuß Shaoyin = Niere oder
KS = Hand Jueyin = Kreislauf
Le = Fuß Jueyin = Leber

2. UTERUS: YIN-REN MAI-Konzeptionsgefäß = KG
Funktion: Produktion in Beziehung zur YIN-Niere

Die Beziehungen der Meridiane zu den Sinnesorganen und die funktionellen Zusammenhänge der ZANG FU ermöglichen den Aufbau einer optimalen Akupunktur-Therapie.

7. Von prinzipieller Bedeutung für die Therapie ist:

a) Die Lokalisation der Krankheit =
   ZANG FU, QI, XUE, MERIDIANE + Kollaterale.
b) Die Ätiologie der Krankheit =
   XU, SHI, KÄLTE, HITZE, BIAO, LI, YIN, YANG.

8. Die Diagnostik erfolgt nach:

a) **4 diagnostischen Methoden:**

Anamnese = Befragung (Beginn, Verlauf der Krankheit etc.)

Inspektion = die Zunge an sich und ihr Belag miteingeschlossen

Auskultation = auch Geruch der Haut und Körperflüssigkeiten und die Beurteilung der Stimme.

Palpation = die Pulstastung mitinbegriffen.

Z. B.:

Puls: YANG: fließend, groß, schnell – SHI

            YIN: sinkend, dünn, langsam – XU

Zunge: YANG: rot, gelb, belegt, trocken – HITZE

            (Fieberanstieg)

            YIN: blaß, weißlich belegt – KÄLTE

b) **8 Prinzipien:** siehe 7 a) und b) oben:

Oberflächlich, außen = BIAO ⎱

Intern = LI   ⎰ = Lokalisation

XU – SHI – KÄLTE – HITZE   = Pathogene Faktoren

YIN – YANG   = Allgemeine Prinzipien

Unter den *pathogenen Faktoren* kommt in der traditionellen chinesischen Medizin besonders den „*Meteorologischen Fakto-ren*" (*exogen* und *endogen*) eine weit größere Bedeutung zu als in unserer westlichen Medizin.

9. Pathogene Faktoren:

I. Meteorologische Faktoren: exogen und endogen:

1. exogen:

Wind (Bewegung)

Kälte   z. B.: Virale Erkältung:

Sommerhitze   Wind + KÄLTE

Feuchtigkeit   Wind + Hitze

Trockenheit

Hitze (Feuer)

2. *intern:*
Wind, Kälte, Hitze, Feuchtigkeit

exogen:

1. *Wind:* zu verstehen als Bewegung – ist der *bedeutendste pathogene Faktor als Krankheitsursache.* Er kommt oft mit anderen Faktoren kombiniert vor.

   Z. B.:
   Wind + Kälte, Feuchtigkeit
   Wind + Sommerhitze
   Wind + Feuer (Hitze)
   Wenn pathogene Faktoren durch exogenen Wind eindringen entstehen: Fieber, Kopfschmerzen, Schwitzen.

2. *Kälte:* Eindringen von exogener Kälte macht:
   Fieber, Frösteln, kein Schwitzen, Kopf- und Körperschmerzen. Das Qi des Blutes sinkt durch die Konstriktion der Haarfollikel und Schweißdrüsen.

3. *Sommer-Hitze:* oft mit Feuchtigkeit kombiniert:
   Fieber, Schwitzen, Schwindel, Kopf- und generalisierte Körperschmerzen, Coma, Krämpfe = Sommer-Wind = *Bewegung = Progression der Krankheit.*

4. *Feuchtigkeit:* ebenfalls oft mit anderen Faktoren:
   wie F. + Kälte, F. + Hitze, F. + Wind, F. + Wind + Sommerhitze. Schweregefühl, Müdigkeit, Unbehagen im Kopf, belegte Zunge (dick und grau). Fieber fällt beim Schwitzen nicht.

5. *Hitze (Feuer):* rascher Wechsel der Symptome!
   Akute kontagiöse Erkrankungen oder akute Infektionskrankheiten. Hochfebril, Frösteln, Schwitzen, Ruhelosigkeit, Durst, Coma!

Für die Therapie ist die Beziehung der pathogenen Faktoren zu den einzelnen Organen von Bedeutung!

1. *Interner Wind:* in naher Beziehung zum Organ *Leber.*
Anfangs ist es „*die Hitze* (Feuer) in der Leber" mit: Kopfschmerzen, roten Augen.
Bei *Progression* ist es „*der Wind* in der Leber", kann zum Coma führen!
a) SHI-Condition.

b) XU-Condition: die Leber steht in Beziehung zur Niere. Bei alternden Menschen oder nach langer Krankheit = XU des YIN der Niere: Schwindel, verschwommenes Sehen, Schwere der Extremitäten, Tremor oder Muskelzucken.

2. *Interne KÄLTE:* XU des YANG des Herzens = Unfähigkeit der Blutzirkulation: Erstickungsgefühl in der Brust.
Zunge: purpurrot, *Puls:* stockend

3. *Interne Feuchtigkeit:* XU der Milz = Gesicht gelb und oedematös, wenig Harn, Meteorismus, Schweregefühl im Körper, Diarrhoe (oft und wenig Stuhl), nicht kardiale Oedeme, Gelenkschwellung („Feuchtigkeit" wirkt sich häufig in den Gelenken aus).

4. *Interne HITZE (Feuer):* SHI des YANG.
In der Lunge: Husten, Sputum, Durst, *Puls:* schnell.
In der Niere und Blase: Harnretention oder Polyurie, Dysurie, Pollakisurie, Haematurie, gelber Harn.

I. Zusammenfassung der internen meteorologischen Faktoren:

$$\text{WIND-LEBER}\begin{cases}\text{SHI}\\\text{XU}\end{cases}$$

KÄLTE-HERZ = XU des YANG

FEUCHTIGKEIT-MILZ = XU der MILZ

$$\text{FEUER}\begin{cases}\text{·LUNGE (SHI des YANG)}\\\text{NIERE, BLASE (SHI des YANG)}\end{cases}$$

II. Geistige Faktoren:

Freude – Ärger – Trübsal – Schrecken
Angst – Nachdenken – Schaudern – Überaktivität.

Z. B.:

Trauer, Trübsal, Schrecken = beeinflussen die MILZ:
wenig Appetit, Bauchspannung.
Zorn, Ärger = beeinflussen die LEBER = *Stagnation des
LEBER-QI:*
Schmerzen im Hypochondrium, oft Seufzen, leichte Agitation.

III. Diverse pathogene Faktoren:

1. Fehlernährung: unregelmäßige Nahrungs- und Flüssigkeits-
   aufnahme, Exzesse von Alkohol, Kaffee, etc., einseitige Kost,
   verdorbene Speisen.
2. Mangel an bestimmten Substanzen: z. B.:
   Jod   = endokrine Strumen
   Vit. B = Beriberi Kh.
   Vit. C = Skorbut.
3. Traumen: durch diverse Unfälle (Hämatome), Verbrennun-
   gen, Gifte, körperliche Überanstrengungen beim Sport etc.
4. Pathologische Produkte des Körpers können pathogene Faktoren darstellen:
   z. B. Stagnation des Blutes → Retardierung des QI.
   Schmerzen sind fixiert und genau lokalisiert an:
   a) den inneren Organen
   b) den Extremitäten oder am Stamm.
   Symptome: Hämorrhagien, Hämatome, Organschwellungen.
   Organsymptome: Herz: präkordiale Schmerzen.
   Magen und Intestinum: Haematemesis, blutigting. Stuhl.
   Uterus: Dysmenorrhoe (klumpig, dunkelrot).
   Brust und Hypochondrium: fixierter, stechender Schmerz.
   Lunge: Husten mit blutigting. schleimigem Auswurf, Hae-
   moptoe.

Weitere pathogene, körpereigene Substanzen können sein:
Sputum – Exsudate – Oedeme (Wasser).
Sie stehen in enger Beziehung zu den Organen: Lunge, Milz und Niere.
Außerdem sind sie in Beziehung zum pathogenen Faktor: Feuchtigkeit.

Die bisher angeführten pathogenen Faktoren können wir sehr gut unseren *westlich medizin. Faktoren gegenüberstellen:*

Z. B.: Umwelteinflüsse, bioklimatische Einflüsse, Streß, psychische Belastungen, Infektionen, Fehlernährung, körperliche Überanstrengung, Traumen etc.

Es ist die große Anzahl der psychosomatischen Störungen, die besonders gut auf die Akupunktur-Therapie anspricht!

Wir können vielleicht durch rechtzeitige AP-Therapie manche Organmanifestation verhindern!

Ich glaube, daß man Achtung haben muß vor den *Alten,* die diese Zusammenhänge erkannten, ohne die medizinischen, biochemischen und genetischen Kenntnisse unserer heutigen Medizin.

Tabelle 1:

Auf den ganzen Körper wirkende Punkte:

Baihui	– Lg 20 –	hebt das QI
Renzhong	– Lg 26 –	} für Notfälle
Suliao	– Lg 25 –	
Guanyuan	– Kg 4 –	
Qihai	– Kg 6 –	} für Tonifikation
Shenjue	– Kg 8 –	
Dazhui	– Lg 14 –	Hitzesenkung (Fiebersenkung)

Tabelle 2:

Spezifische Organpunkte:

Organ:	Punkt:
Zang Organe	Le 13 = Zhangmen
Fu Organe	Kg 12 = Zhongwan
QI (Respirationssystem)	Kg 17 = Shanzhong
Blut	B 17 = Geshu
Sehnen	G 34 = Yanglingquan
Knochen	B 11 = Dashu
Knochenmark	G 39 = Xuanzhong
Arterienpuls	Lu 9 = Taiyuan

Tabelle 3:

Symptomatische Punkte:

Symptome:	Punkte:
Fieber	Lg 14 = Dazhui, Di 11 = Quchi, Di 4 = Hegu
Coma	Lg 26 = Renzhong, KS 9 = Zhonchong, Shixuan = Fingerspitzen
Schock	Lg 20 = Baihui, Kg 8 = Shenjue, Kg 4 = Guanyuan, M 36 = Zusanli oder wie bei Coma
Schwitzen b. Tag	Di 4 = Hegu, N 7 = Fuliu, H 6 = Yinxi
Schwitzen b. Nacht	Dü 3 = Houxi, H 6 = Yinxi
Schlaflosigkeit	H 7 = Shenmen, MP 6 = Sanyinjiao, N 3 = Taixi
Viele Träume	B 15 = Xinshu, H 7 = Shenmen, Le 3 = Taichong
Masseterkrampf	M 7 = Xiaguan, M 6 = Jiache, Di 4 = Hegu.
Salivation	Kg 24 = Chengjiang, M 4 = Dicang, Di 4 = Hegu, Kg 23 = Lianquan
Palpitation	KS 6 = Neiguan, KS 4 = Ximen
Schmerzen in der Herzregion	Kg 17 = Shanzhong, KS 6 = Neiguan
Husten	Kg 22 = Tiantu, Lu 5 = Chize, MP 6 = Sanyinjiao, Lu 7 = Lieque
Nausea, Erbrechen	KS 6 = Neiguan, M 36 = Zusanli
Schluckauf, Singultus	KS 6 = Neiguan, M 36 = Zusanli, B 17 = Geshu
Schmerzen im Abdomen	M 25 = Tianshu, Kg 6 = Qihai, M 36 = Zusanli, Kg 11 = Jianli, MP 6 = Sanyinjiao
Schmerzen im Hypochondrium	3 E 6 = Zhigou, MP 6 = Sanyinjiao, MP 9 = Yinlingquan, Le 14 = Qimen.

36

Symptome:	Punkte:
Dyspepsie, Diarrhoe	M 25 = Tianshu, M 36 = Zusanli, Kg 6 = Qihai, MP 4 = Gongsun.
Harnretention	MP 6 = Sanyinjiao, MP 9 = Yinlingquan
Spermatorrhoe, Impot.	Kg 4 = Guanyuan, MP 6 = Sanyinjiao
Harninkontinenz	Kg 2 = Qugu, MP 6 = Sanyinjiao
Obstipation	3 E`6 = Zhigou, MP 15 = Daheng
Pruritus	Di 11 = Quchi, MP 10 = Xuehai, MP 6 = Sanyinjiao.
Asthenie	Kg 4 = Guanyuan, M 36 = Zusanli
Spasmus des M. Gastrognemius:	B 57 = Chengshan.

Tabelle 4:

Die fünf altchinesischen, oder Shu-Punkte der Yin-Meridiane:

Meridian:	P. I Ting		P. II Yung		P. III Shu		P. IV King		P. V Ho	
Lunge	Lu	11	Lu	10	Lu	9	Lu	8	Lu	5
Kreislauf	KS	9	KS	8	KS	7	KS	5	KS	3
Herz	H	9	H	8	H	7	H	4	H	3
Milz-P.	MP	1	MP	2	MP	3	MP	5	MP	9
Leber	Le	1	Le	2	Le	3	Le	4	Le	8
Niere	N	1	N	2	N	3	N	7	N	10

Die fünf Shu-Punkte der Yang-Meridiane:

Dickdarm	Di	1	Di	2	Di	3	Di	5	Di	11
3 E = Sanjiao	3 E	1	3 E	2	3 E	3	3 E	6	3 E	10
Dünn- darm	Dü	1	Dü	2	Dü	3	Dü	5	Dü	8
Magen	M	45	M	44	M	43	M	41	M	36
Galle	G	44	G	43	G	41	G	38	G	34
Blase	B	67	B	66	B	65	B	60	B	40

Die Shu = P. III werden bei Erkrankungen der *Zang Organe* angewandt.
Die Ho = P. V werden bei Erkrankungen der *Fu Organe* verwendet.

Tabelle 5:

Die Yuan oder Quellpunkte:

YIN			YANG		
Lunge	Lu	9	Dickdarm	Di	4
Kreislauf	KS	7	3 E = Sanjiao	3 E	4
Herz	H	7	Dünndarm	Dü	4
Milz-P.	MP	3	Magen	M	42
Leber	Le	3	Gallenblase	G	40
Niere	N	3	Blase	B	64

Diese Punkte werden bei Erkrankungen der Zang (Internen) Organe angewendet.

Tabelle 6:

Die Luo oder Verbindungspunkte (innen – außen):

YIN			YANG		
Lunge	Lu	7	Dickdarm	Di	6
Kreislauf	KS	6	3 E = Sanjiao	3 E	5
Herz	H	5	Dünndarm	Dü	7
Milz-P.	MP	4	Magen	M	40
	MP	**21**			
Leber	Le	5	Gallenblase	G	37
Niere	N	4	Blase	B	58
Konzept.	Kg	15	Lenkergefäß	Lg	1

Tabelle 7:

Die Zustimmungs- und Alarmpunkte = *Shu-Mu Methode:*

Organ:	Zustimmungs-punkt auf dem Blasenmeridian: dorsal	Alarmpunkt ventral medial ventral		lateral
Lunge	B 13 = D. 3		Lu	1
Kreislauf	B 14 = D. 4	Kg 17		
Herz	B 15 = D. 5	Kg 14		
Leber	B 18 = D. 9		Le	14
Gallenblase	B 19 = D. 10		G	24
Milz-P.	B 20 = D. 11		Le	13
Magen	B 21 = D. 12	Kg 12		
Sanjiao = 3 E	B 22 = L. 1	Kg 5		
Niere	B 23 = L. 2		G	25
Dickdarm	B 25 = L. 4		M	25
Dünndarm	B 27 = S. 1	Kg 4		
Blase	B 28 = S. 2	Kg 3		

Diese Methode wird bei internen – eher chronischen – Erkrankungen verwendet. Aber man kann z. B. auch die Zustimmungspunkte der Leber bei Augenkrankheiten und den Nierenzustimmungspunkt bei Ohrenkrankheiten einsetzen.
In der Enuresistherapie greifen wir in hartnäckigen Fällen ebenfalls zu dieser Methode.

Tabelle 8:

Die Xi-Punkte für akute Erkrankungen im Organ oder Meridianbereich:

YIN: YANG:

Lunge	Lu	6	Dickdarm	Di	7
Kreislauf	KS	4	Sanjiao = 3 E	3 E	7
Herz	H	6	Dünndarm	Dü	6
Milz-P.	MP	8	Magen	M	34
Niere	N	5	Blase	B	63
Leber	Le	6	Gallenblase	G	36
Sondermeridiane:					
Yinchiao	N	8	Yangchiao	B	59
Yinwei	N	9	Yangwei	G	35

Tabelle 9:

Die wichtigsten Punkte der acht Sondermeridiane:

Auf dem Meridian:	Punkt:		Sondermeridian:
Milz-P.	MP	4	Chong Mai
Kreislauf	KS	6	Yinwei
Dünndarm	Dü	3	Du Mai
Blase	B	62	Yangchiao
Sanjiao = 3 E	3 E	5	Yangwei
Gallenblase	G	41	Dai Mai
Lunge	Lu	7	Ren mai
Niere	N	6	Yinchiao

Tabelle 10:

Nah- und Fernpunkte:

Region	Lokale P.	Fernpunkte: Ob. Extr.	Unt. Extr.
Stirn	G 14, Yintang	Di 4	M 44
Temporal	G 8, Taiyang	3E 5	G 41
Hinterkopf	G 20, B 10	Dü 3	B 65
Scheitel	Lg 20		Le 3
Gesicht + Wange	M 4, M 6	Di 4	M 44
Augen	B 1, M 1, G 20	Di 4, Dü 6	G 37
Nase	Di 20, Yintang	Di 4	
Zähne	M 6, M 7	Di 4	M 44
Ohren	Dü 19, G 2, 3E 17	3E 3, 3E 5	G 43, G 41
Pharynx + Larynx	Dü 17	Di 4, Lu 11	
Trachea	Kg 22	Lu 7	N 6
Lunge	B 13, Kg 17, Kg 22	Lu 5, Lu 7	
Herz	B 15, B 14, Kg 14	H 7, KS 6	
Magen	B 21, Kg 12	KS 6	M 36
Leber	B 18, Le 14		Le 3
Gallenblase	B 19, G 24		G 34
Dickdarm	B 25, M 25, Kg 4		M 37, M 36
Dünndarm	B 27, M 25, Kg 4		M 37, M 36
Niere	B 22, B 23		N 3
Blase	B 28, B 32, Kg 3		MP 6
Genitale	M 29, Kg 3, Kg 4		MP 6
Hypochondrium	B 18, Le 14	3E 6	G 34
D. 1–D. 7	Lg 14, B 11, B 13		B 60
D. 8–L. 2	B 18, B 21		B 40
L. 2–S. 4	B 23, B 25		B 37
Schultergel.	Di 15, 3E 15, Dü 9	Di 11	
Ellenbogengel.	Di 11, 3E 10	3E 5	
Handgel.	Di 4, 3E 5, Dü 3		
Hüftgel.	G 30, G 29, L. 4– L. 5 bds.		G 34
Kniegel.	G 34, M 35, M 36		
Fußgel.	M 41, G 40, N 3		

Tabelle 11:

Außer dem Meridian oder Extra-Punkte:

Yintang   = PaM 3 = zwischen den Augenbrauen in der Mittellinie
Taiyang   = die Verlängerung der Brauenlinie und des äußeren Augenwinkels, am Kreuzungspunkt.
Yuyao   = PaM 6 = in der Augenbrauenmitte
Dingchuan   = NP 45 = 0.5 cun lateral bds. von Lg 14
Luozhen   = Handpunkt = zwischen dem 2. und 3. Mittelhandknochen, 0.5 cun proximal des metacarpophal. Gelenkes.

Die ersten 3 Punkte sind vor allem für Schmerzen und Lähmungen in diesem Gesichtsabschnitt zuständig.
Dingchuan mit Lg 14 wichtig in der Asthmatherapie.
Luozhen als Soforthilfe bei akuter Nackensteifigkeit z. B. beim Sport.
Einen guten Überblick über die Vielzahl der PaM = Punkte außer den Meridianen und NP = Neupunkte geben die Tafeln von: König und Wancura, Verlag Maudrich – Wien.

Maß- u. Meridian-Tabellen

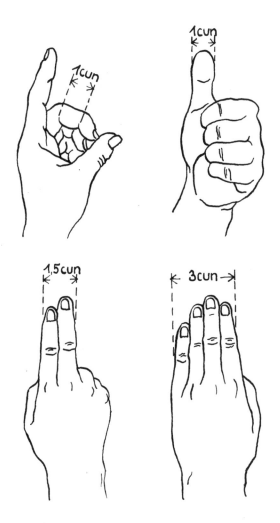

CUN = ein individuelles Körpermaß.

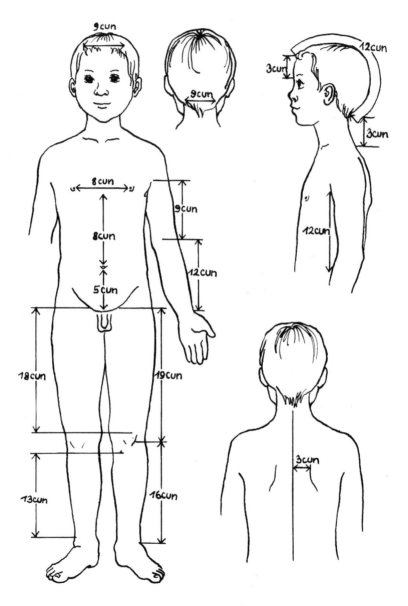

Die CUN-Körpermaße zum Auffinden der Akupunkturpunkte.

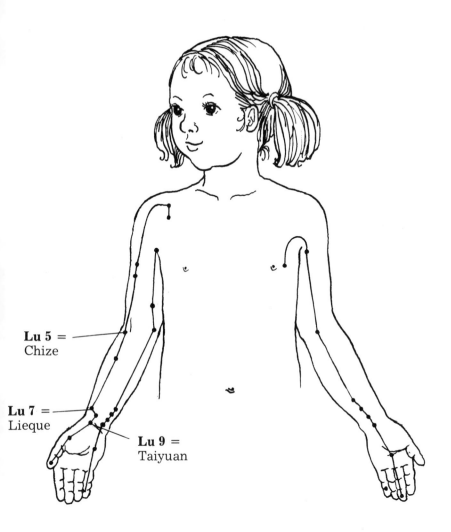

Lu 5 =
Chize

Lu 7 =
Lieque

Lu 9 =
Taiyuan

Lungenmeridian:

Lu 5 = In der Cubita, lateral der Sehne des Musc. biceps brach.

Lu 7 = 1.5 cun proximal der Handfalte und dem Proz. styl. rad.

Lu 9 = Radial der Art. Rad. auf der Handfalte. Vorsicht – Arterie!

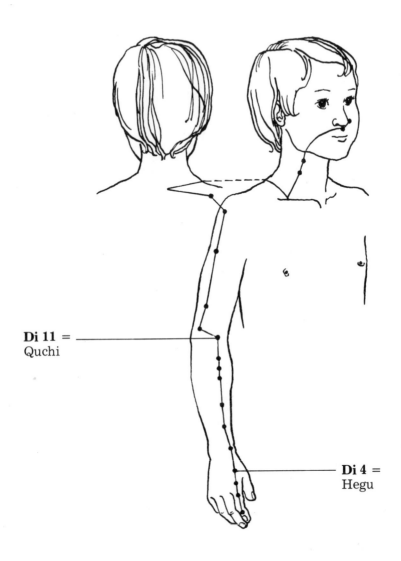

Di 11 =
Quchi

Di 4 =
Hegu

M. Dickdarm:

Di 4 = In der Mitte des 2. Metacarpale, radial.
Di 11 = Bei gebeugtem Arm am lateralen Ende der Ellenbogenfalte.

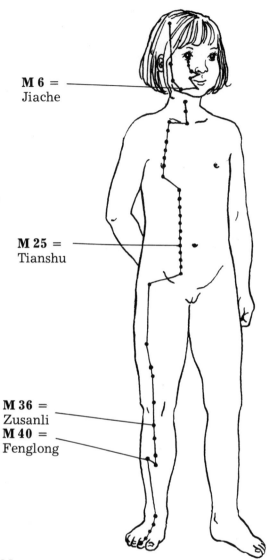

M 6 =
Jiache

M 25 =
Tianshu

M 36 =
Zusanli
M 40 =
Fenglong

M. Magen:

M 6 = Vor dem Kieferwinkel gelegen,
M 25 = 2 cun lateral vom Nabel
M 36 = 3 cun distal vom distalen Patella-Gelenkgrübchen und
einen Finger lateral der Tibia.
M 40 = 2 cun lateral der Tibia in der Mitte des Unter-
schenkels.

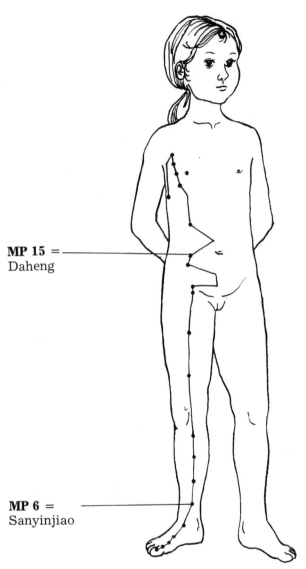

MP 15 =
Daheng

MP 6 =
Sanyinjiao

M. Milz-Pankreas:

MP 15 = 4 cun lateral des Nabels
MP 6 = 3 cun proximal des maleolus int. am dorsalen
Tibiarand.
3 Fuß-Yin-Meridiane kreuzen!

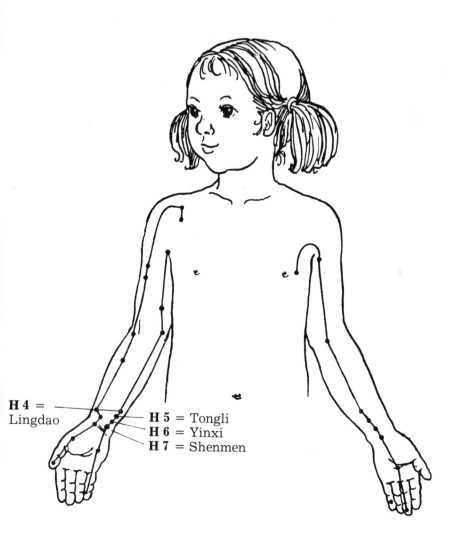

H 4 =
Lingdao

H 5 = Tongli
H 6 = Yinxi
H 7 = Shenmen

Herzmeridian:

H 4 = Ulnar, 1.5 cun proximal der Handfalte; radial der Sehne des M. flexor carpi ulnaris.

H 5 = 0.5 cun distal von H 4.

H 6 = 0.5 cun distal von H 5.

H 7 = Auf der Handfalte an der Kreuzungslinie mit dem Os pisiforme, radial der Sehne d. M. flex. carp. uln.

Dü 19 =
Tinggong

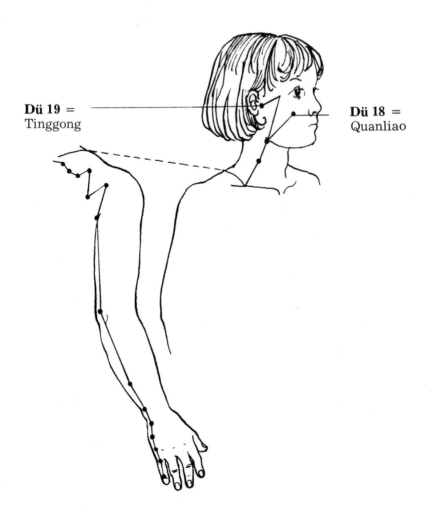

Dü 18 =
Quanliao

M. Dünndarm:

Dü 18 = Distal vom lateralen Augenwinkel unter dem os zygomatic.

Dü 19 = Zwischen dem Tragus und Mandibul. Gelenk, in einer Vertiefung.

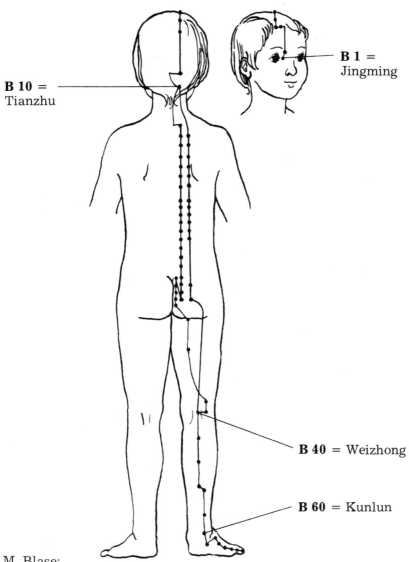

B 10 =
Tianzhu

B 1 =
Jingming

B 40 = Weizhong

B 60 = Kunlun

M. Blase:

B 1 = 0.1 cun lateral und proximal der inneren Augenfalte.
B 10 = 1.3 cun lateral von Lg 15, lateral des Musc. Trapez.
B 40 = In der Mitte der Kniekehle.
B 60 = Zwischen Malleolus extern. und Achillessehne.

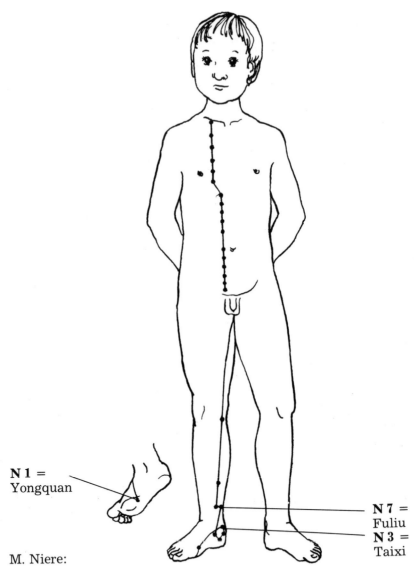

N 1 =
Yongquan

N 7 =
Fuliu
N 3 =
Taixi

M. Niere:

N 1 = Schockpunkt! Zwischen dem 2.–3. Metatarso-
phalangealgelenk, in einer Vertiefung.

N 3 = In der Mitte zwischen Achillessehne und dem Maleolus
int.

N 7 = 2 cun proximal von N 3.

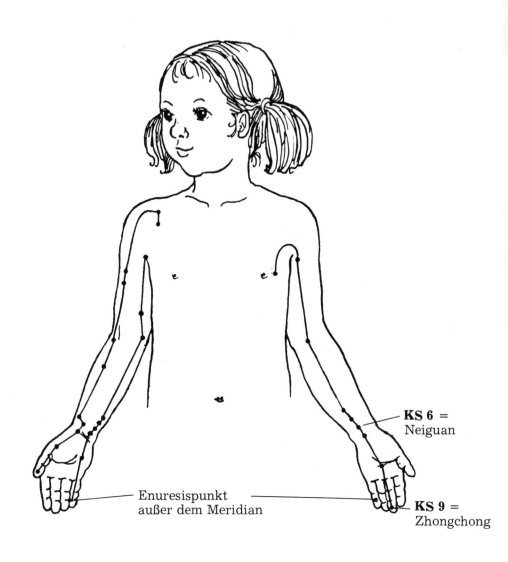

KS 6 =
Neiguan

Enuresispunkt
außer dem Meridian

KS 9 =
Zhongchong

Kreislaufmeridian:

KS 6 = 2 cun proximal der Handfalte, zwischen den Sehnen
des M. palmaris longus und M. flexor carpi radialis.
KS 9 = In der Mitte der Mittelfingerkuppe.

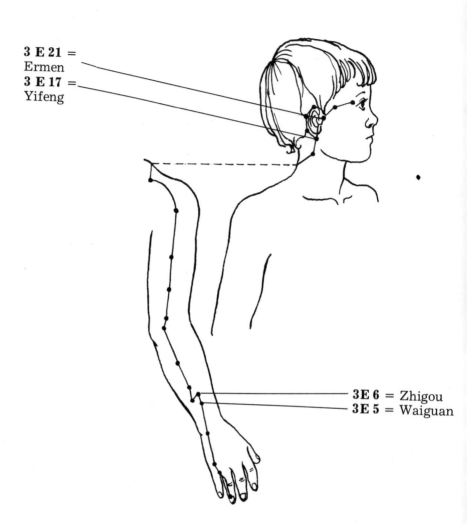

3 E 21 =
Ermen
3 E 17 =
Yifeng

3E 6 = Zhigou
3E 5 = Waiguan

M. 3 Erwärmer = Sanjiao:

3E 5 = 2 cun proximal der Handfalte zwischen Radius und Ulna.

3E 6 = 1 cun proximal von 3E 5.

3E 17 = Bei angelegtem Ohrläppchen vor dem Proc. mastoid.

3E 21 = Proximal von Dü 19 und dem Proz. condyloid. mandib.

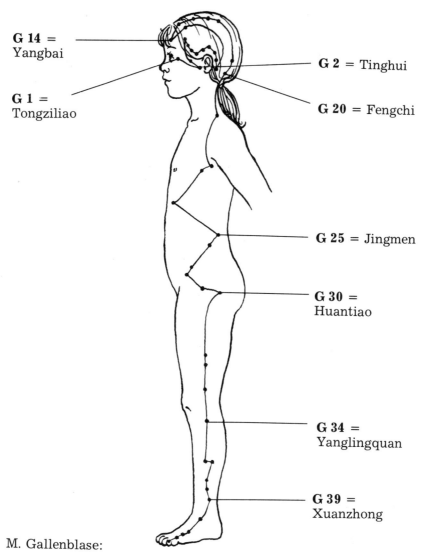

G 14 = Yangbai

G 1 = Tongziliao

G 2 = Tinghui

G 20 = Fengchi

G 25 = Jingmen

G 30 = Huantiao

G 34 = Yanglingquan

G 39 = Xuanzhong

M. Gallenblase:

G 1 = 0.5 cun lateral d. äußeren Augenwinkels.
G 2 = In einer Vertiefung distal von Dü 19.
G 14 = 1 cun proximal der Brauenmitte.
G 20 = Distal der Protub. Occipit. zwischen den Musc. sternocleidomast. und Musc. trapezius.
G 25 = Distal am freien Ende der 12. Rippe.
G 30 = Bei seitlicher Lagerung des Patienten, an der Grenze des lateralen und mittleren Drittels einer gedachten Linie vom Sacrum zum Troch. femoris.
G 34 = In der Vertiefung distal und ventral des capit. fibul.
G 39 = 3 cun proximal d. Malleol. extern, am dorsalen Fibularand.

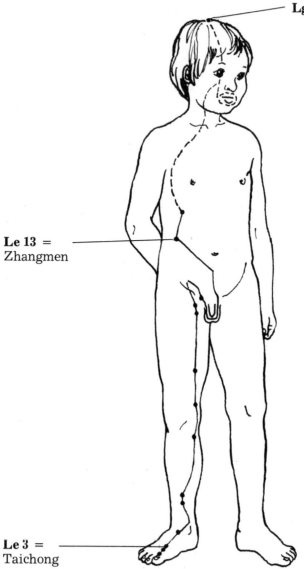

Lg 20 =Baihui

Le 13 =
Zhangmen

Le 3 =
Taichong

M. Leber:

Le 3 = Zwischen 1.–2. Metacarpale, 2 cun proximal der Zehenfalte.
Le 13 = Am freien Ende der 11. Rippe.

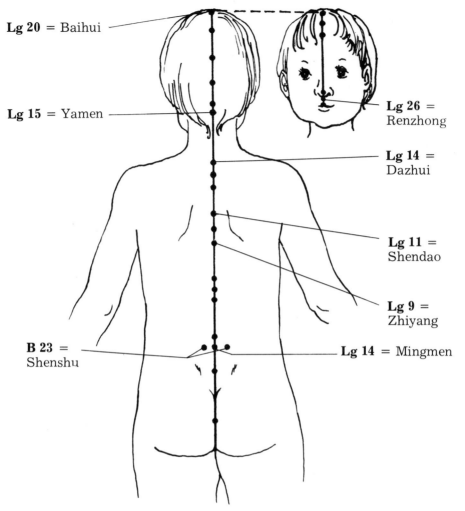

Lg 20 = Baihui

Lg 15 = Yamen

Lg 26 = Renzhong

Lg 14 = Dazhui

Lg 11 = Shendao

Lg 9 = Zhiyang

B 23 = Shenshu

Lg 14 = Mingmen

Dorsaler Sondermeridian = Du Mai = Lenkergefäß – **Lg.**

Lg 4 = In Nabelhöhe, zwischen 2.–3. LW.
B 23 = 1.5 cun lateral bds. von Lg 4 = Nierenzustimmgs-
punkt auf dem inneren Ast d. Blasenmeridians.
Lg 9 = Distal des 7. Th. W. in Höhe des unteren Scapula-
randes.
Lg 11 = Distal des 5. Th. W.
Lg 14 = Distal des 7. C. W. in der Schulterlinie.
Lg 15 = Zwischen 1.–2. C. W., 0.5 cun proximal der Haar-
grenze.
Lg 20 = In der Verbindungslinie d. Apex beider Ohren, 7 cun
proximal der Nacken-Haargrenze.
Lg 26 = In der Mittellinie der Oberlippe, zwischen dem proxi-
malen Drittel und distalen ²/₃. **Achtung:** der wichtigste
Schockpunkt!

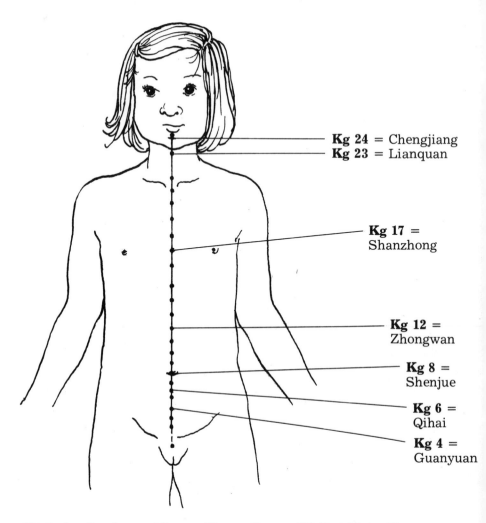

Kg 24 = Chengjiang
Kg 23 = Lianquan

Kg 17 =
Shanzhong

Kg 12 =
Zhongwan

Kg 8 =
Shenjue

Kg 6 =
Qihai

Kg 4 =
Guanyuan

Ventraler Sondermeridian = Konzeptionsgefäß-Ren Mai – **Kg**

Kg 4 = Nabel-Symphyse in 5 Teile geteilt – zwischen oberen $^3/_5$ und unteren $^2/_5$.

Kg 8 = Nabel – darf nie genadelt werden.

Kg 12 = Die Mitte von Nabel und Xyphoid.

Kg 17 = Zwischen beiden Mamillae.

Kg 23 = Zwischen Kinnspitze und Halsfalte eine Linie gedacht, den Daumen vom Kinn zur Halsfalte anlegen – in der Mitte liegt der Punkt.
Wichtig bei allen Sprachstörungen!

Kg 24 = In der Mitte des Kinngrübchens.
Wichtig bei Salivation und Gesichtslähmungen.

III. KAPITEL

Die praktische Anwendung der Akupunktur und Punktmassage in der Kinderheilkunde.

A. Einführung:

Für die praktische Anwendung der Akupunktur und Punktmassage an Kindern gelten dieselben allgemeinen Regeln wie für Erwachsene. Doch wissen wir, daß wir es bei Kindern nicht einfach mit einem verkleinerten Menschen zu tun haben, sondern daß gewisse Altersstufen ihre besondere Betreuung benötigen. *Dies kommt auch in der Therapie der Akupunktur zur Geltung.* Wir benötigen z. B. im Säuglings- und Kleinkindesalter kaum die Nadelung und erreichen mit leichter Massage die gleiche Wirkung. Z. B. Facialisparese des Neugeborenen, Meteorismus und Schlafstörungen bei Säuglingen, die die ganze Familie oft sehr belasten.

Im Säuglingsalter können wir ebenfalls Erkrankungen der Atemwege oder des Magen-Darmtraktes mittels Punktmassage günstig beeinflussen. Der Krankheitsverlauf wird auf einfache Weise verkürzt und der Medikamentenverbrauch daher ebenfalls reduziert.

Bei retardierter Motorik können wir die Heilgymnastik durch die Punktmassage unterstützen. Diese kann nach eingehender Erklärung auch von der Mutter oder Krankenschwester durchgeführt werden.

Eine verzögerte Entwicklung bezüglich Sauberkeit bei Tag und Nacht können wir mit der Punktmassage positiv beeinflussen. Auch im Schulalter gibt es noch Möglichkeiten für die Punktmassage. Doch erreichen wir beim größeren Kind eine bessere Wirkung mit der Akupunktur. Im Vordergrund steht die Behandlung von Allergien, Asthma und Enuresis, sowie die diversen psychischen Pubertätsstörungen.

Eine der Hauptindikationen der Akupunktur ist die Sofortbehandlung bei Unfällen. Besonders der analgetische Effekt ist sehr beeindruckend.

Zur Langzeittherapie zählen verschiedene Formen kongenitaler Störungen, postenzephalitische Syndrome und posttraumatische Lähmungen.

B. Indikationen im Säuglingsalter und Kleinkindesalter (Massage):

Die Punktmassage wird im Säuglingsalter nur mäßig, ohne starken Druck durchgeführt. In der Regel entsteht an dem massierten Punkt eine Rötung bis Quaddelbildung. Man reduziert die Zeit der Massage, wenn diese Reaktionen sehr stark sind. In der Regel benötigt man pro Punkt 10 Sek. bei ganz jungen und 20 Sek. bei älteren Säuglingen.

Vor Therapiebeginn ist wichtig:

1. Eine genaue Anamnese: Beginn, Dauer, Verlauf der Krankheit.

2. Die Inspektion: Gesamteindruck, Haltung, Haut, Tonus, Zunge.

3. Auskultation: Beurteilung der Stimme, Geruch des Atems und der Haut, Geruch von Schweiß und Harn miteingeschlossen.

4. Palpation: ob Organvergrößerungen, Drüsenschwellungen etc. und die Pulstastung.

Je kürzer der Zeitpunkt der Erkrankung zurückliegt, umso rascher kommt der Therapie-Erfolg.

Haben wir die genauen Befunde erhoben, so müssen wir überlegen, über welchen *Meridian* wir mit der Behandlung beginnen müssen. Jeder Meridian steht mit einem Organ (Zang Fu) in Verbindung. Danach folgt die Wahl der *Punkte*.

1. Erkrankungen des Magen-Darmtraktes:

Erbrechen:

Relativ viele Säuglinge neigen zum sogenannten *habituellen Erbrechen.* Oft handelt es sich um Kinder, die gierig trinken und Luft mitschlucken. Können wir jede andere Ursache ausschließen, werden wir trachten, die *Magenfunktion (QI)* in die richtige Bewegung zu bringen.

Meridian:	Kreislauf –	KS 6	= Punkt
Meridian:	Magen –	M 36	= Punkt
Meridian:	Milz-P. –	MP 6	= Punkt

Warum:

KS 6 = beruhigend u. gegen Erbrechen

M 36 = Haupttonisierungspunkt für die Milz (Pankreas) u. somit für die Verdauung, ist als Ho-Punkt des Magenmeridians für alles Geschehen im Abdomen zuständig. *Der wichtigste Punkt im ganzen Akupunktursystem!*

MP 6 = hier kreuzen die 3 Yin-Fußmeridiane, wir bringen durch die Massage die Funktion dieser Meridiane für das Abdomen in Gang.

Zeichnung: 1, Seite 67

Massage: 10–20 Sekunden pro Punkt mit leichter Bewegung (Vibration) ohne die Stelle zu verlassen. *Therapie:* 1–2 mal mit 1 Tag Zwischenraum.

Ergebnis:

Die Kinder werden ruhiger, trinken nicht so gierig, die Verdauung (falls Obstipation) wird regelmäßig, der Meteorismus und das Erbrechen sistieren.

66

Zeichnung: 1

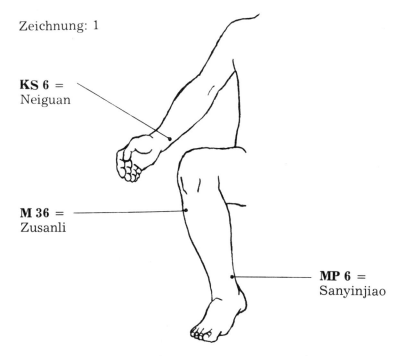

KS 6 =
Neiguan

M 36 =
Zusanli

MP 6 =
Sanyinjiao

Zu:
Magendarmtrakt – Erbrechen, acetonäm. Erbrechen, Enteritis,
Obstipation.

Meteorismus:

Bis sich die Verdauungsfunktion nach der Geburt eingespielt
hat, leiden manche Babys sehr unter Blähungen. Das Abdomen
ist gespannt, das allgemeine Wohlbefinden ziemlich gestört.

Meridian: Milz-Pankreas-MP 6 = Punkt.

MP 6   = 3 cun von der Mitte des inneren Knöchels aufwärts
am hinteren Rand des Schienbeins, er ist der
Kreuzungspunkt der 3 Yin-Fußmeridiane. Damit
kommt die Verdauung in Bewegung, die Funktion
der Verdauungsorgane normalisiert sich.

Massage: 10–20 Sekunden pro Punkt mit leichtem Druck. Am li. Bein beginnen.
Therapie: 1–2 mal insgesamt. 1 Tag Pause zwischen der Therapie.
Ergebnis: Die Luft geht ab, der Stuhlgang wird regelmäßig.

Gastro-Enteritis:

Ursache: Ernährungsstörung, infektiös oder Begleitsymptom diverser Infekte.
Akut (Shi): mit oder ohne Fieber, Zunge dick belegt, Tenesmen, Puls schnell.

Meridian:			
	Dickdarm	– Di 11	= Punkt
	Magen	– M 25, 36	= Punkt
	Milz-P.	– MP 6	= Punkt

Di 11 und M 36 sind die Ho-Punkte der Meridiane. Diese werden bereits in den alten chin. Büchern als zuständig für die Erkrankungen der *Fu-Organe* beschrieben.
MP 6 als Kreuzungspunkt der 3 Fuß-Yinmeridiane reguliert sowohl bei Enteritis als auch bei Obstipation die Funktion des Intestinums.
Bei starken Koliken und bei Diarrhoe kann man noch Punkte auf dem ventralen Konzeptionsgefäß = Kg 8 (Nabel), Kg 5 und Kg 10 massieren.

Zeichnung: 2, Seite 69

Massage: Di 11 und M 36 mit etw. stärkerem Druck, alle übrigen Punkte mäßig, 20 Sek. pro Punkt.
Therapie: Anfangs täglich, danach 1–2 Tage Pause und eine abschließende 3. Therapie. Mehr als 3 Behandlungen sind nicht erforderlich.
Ergebnis: Bereits nach der ersten Massage sistieren blutigschleimige Durchfälle, Schmerzen werden geringer, die Hautfarbe wird rosiger.

Zeichnung: 2

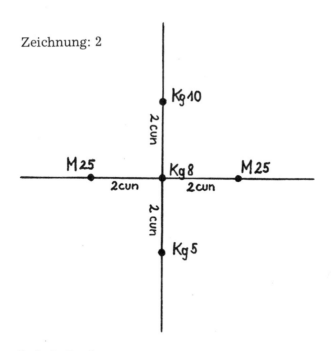

Lokale Punkte bei Nabelkoliken oder Diarrhoe.

Chronisch (Xu): selten im frühen Säuglingsalter.
Anorexie, Gewichtsstillstand, Zunge weißlich belegt; Puls schwach.

Meridian: Magen   – M 25, 36, 37 = Punkt
Meridian: Milz-P.   – MP 4, 6 = Punkt
Meridian: Konzept. – Kg 6 = Punkt
Meridian: Dickdarm – Di 4 = Punkt

1. Therapie: Di 4 – M 36 – MP 6 = Di. und M. bilden als Yang-Ming den Hauptenergiekreislauf; wir tonisieren durch ihre Massage den chronisch geschwächten Körper. MP 6 als Kreuzungspunkt der 3 Yin-Fußmeridiane reguliert die Verdauung und die Wasserresorption.

2. Therapie: 2 Tage danach. Das Kind ist sicher bereits rosiger im Gesicht, Zunge feucht. Wir geben nun für das Abdomen M 25 und den unteren Ho-Punkt des Di. = M 37 dieser liegt 3 cun unter M 36.

Von der Art der Stühle hängt die Wahl der MP-Punkte ab. Bei starker Diarrhoe MP 4, bei wechselnden Stühlen mit Diarrhoe und Obstipation MP 6.

Zur Tonisierung geben wir noch Kg 6 = 1.5 cun unter dem Nabel.

Massage: leichte Massage aller Punkte, 20 Sek.

Sollte noch eine *3. Therapie* notwendig sein, kann man zur Konsolidierung nach weiteren 2 Tagen geben: M 25, M 36, MP 6.

Ergebnis: Bereits nach der ersten Behandlung schlafen die Kinder ruhiger, der Appetit bessert sich, die anfangs spröden Lippen und die trockene Zunge normalisieren sich. Die Hautfarbe wird rosig, der Hauttonus gebessert. Ich habe noch nie öfter als 2–3 mal behandelt, d. h. die ganze Therapie dauert 1 Woche.

Bei Enterokolitis ist die Therapie praktisch wie bei akuter Gastro-Enteritis.

Obstipation:

Im frühen Säuglingsalter genügt die Massage von:
Meridian: Milz-P. – MP 6 = Punkt
Als Kreuzungspunkt der 3 Fuß-Yin-Meridiane bringt man durch seine Massage die Funktion im Intestinum in Gang.
Massage: 10–20 Sek.
Therapie: oft nur einmalig! Maximal 3 mal und das jeden 2. Tag oder 2 × pro/Woche.

2. Erkrankungen der Atemwege:

Leichte katarrhalische Infekte der oberen Luftwege können wir mit der Punktmassage koupieren. Bei schweren fieberhaften Erkrankungen haben wir die Möglichkeit, die Medikation mit der Punktmassage zu kombinieren.

Wieder ist die Wahl des richtigen *Meridians* entscheidend für den *Therapie-Erfolg*. Lungenmeridian (Nasopharynx) in intern-externer Verbindung mit dem Dickdarmmeridian sind für Thorax und Nasen-Rachenraum zuständig. Dickdarm und Magenmeridian (Yang-Ming) vereinigen sich im Gesicht und unterstützen die Wirkung im Pharynx. Der Magenmeridian steht mit dem Milz-P. Meridian in intern-externer Verbindung. Der Milz-P. Meridian endet am Thorax. Wir haben also 4 Meridiane zur Auswahl und zusätzlich noch Punkte auf dem ventralen und dorsalen Sondermeridian, sowie Zustimmungspunkte auf dem Blasenmeridian. Die Niere in ihrer übergeordneten Bedeutung können wir bei langer Krankheit oder bei konstitutioneller Schwäche einbeziehen. Einige Punkte außer den Meridianen werden zusätzlich gesondert angeführt, sie liegen meist im Segment, der uns vertrauten klassischen Akupunkturpunkte.

Einfache katarrhalische Angina:

Mit oder ohne Fieber, Schluckbeschwerden, daher Nahrungsverweigerung. Es handelt sich um eine akute Erkrankung = *Shi Zustand*.
Um zu sedieren werden wir etwas kräftiger massieren!

Meridian: Dickdarm – Di 4   = Punkt
Meridian: Magen   – M 44 = Punkt
Di 4   = Yuan oder Quellpunkt steht mit dem Lo-Punkt Lu 7 in Verbindung. Er wird daher bei internen Erkrankungen der Atemwege verwendet. Ferner ist er zuständig für alles Geschehen im Bereich des Kopfes.
M 44   = Yung Punkt = 2. Shu Punkt des Magenmeridians am Fuß.

Mit diesen beiden Punkten auf dem Yang-Ming Meridian können wir die Hitzestauung im Rachen und die Entzündung in diesem Bereich in erstaunlich kurzer Zeit auflösen.

71

Es ist jedoch selbstverständlich, daß man schwere, eitrige Anginen medikamentös mitbehandelt.

Fiebertherapie:

Es gibt Kinder, die sehr leicht fiebern ohne daß man einen pathologischen Befund erheben kann. So habe ich einmal erlebt, daß ein Kind trotz medikamentöser Behandlung im Krankenhaus nach einer Pneumónie noch lange Zeit hohe Temperaturen hatte, die nicht zu beeinflussen waren. Hier half die einmalige Massage von:

| *Meridian:* | Lenkergefäß | – Lg 14 | = Punkt |
| *Meridian:* | Dickdarm | – Di 4, 11 | = Punkt |

Lg 14 = distal vom vorspringenden Dornfortsatz des 7. Halswirbels. Von hier gehen Kollaterale zu allen Meridianen im Kopfbereich.
Di 4 = wie oben beschrieben.
Di 11 = Ho Punkt dieses Meridians, die Hitze wird abgeleitet.

Fieber: Lg 14, Di 4, Di 11 = *eine langjährige klinische Erfahrungskombination!*
Massage: Zuerst am Rücken beginnen, danach an den Extremitäten, kräftig 20 Sek. massieren. Meist genügt *eine Behandlung.*

Bronchitis:

Es ist zu differenzieren ob es sich um eine allergische Erkrankung, eine Sinu-Bronchitis oder eine spastische, rezidivierende Bronchitis handelt.
Ist es eine akute fieberhafte Infektion oder eine chron. rezidiv. mit Schnupfen kombinierte Form.

a) akute Bronchitis mit Fieber: Zur üblichen medikamentösen Therapie geben wir bei hartem Reizhusten, bei stark gerötetem Rachen (Shi Zustand!):

Meridian:	Dickdarm – Di 4	= Punkt	
Meridian:	Magen – M 44	= Punkt	
Meridian:	Lunge – Lu 5	= Punkt	bei der ersten Therapie
	Lu 9	= Punkt	bei der 2. oder 3. Therapie
Meridian:	Milz-P. – MP 6	= Punkt	

Die Kombination Di 4 – M 44 wurde oben bereits erklärt.

Lu 5 = der Ho Punkt dieses Meridians wirkt beruhigend, antiallergisch

Lu 9 = der Shu Punkt des Meridians wird bei Erkrankung der Zang-Organe eingesetzt und hat außerdem eine allgemein tonisierende Wirkung. Daher nicht als Therapiebeginn bei Shi-Zustand, sondern abschließend geben.

MP 6 = 3 Yin-Fußmeridiankreuzung behebt jede Stauung im Abdomen, Epigastrium.

b) Bronchitis mit Schnupfen und starker Schleimproduktion:

Meridian:	Dickdarm	– Di 4	= Punkt
Meridian:	Lunge	– Lu 7	= Punkt
Meridian:	Magen	– M 40	= Punkt
Meridian:	Lenkergef.	– Lg 14	= Punkt
Meridian:	Außer d. Merid.	3	= Punkt

Yintang = Glabella zwischen d. Augenbrauen.

Meist handelt es sich um Säuglinge und Kleinkinder, die oft und leicht erkältet sind.

Di 4 und Lu 7 sind der Yuan und Lo Punkt ihrer Meridiane.

Lg 14 mit Yintang = Pa M 3 wirkt besonders gut bei rezid. Infekten und allerg. Rhinitis.

M 40 ist der Lo Punkt des Magenmeridians. Er befindet sich in der Mitte des Unterschenkels, 2 cun seitlich der Schienbeinkante. Durch seine *hemmende Wirkung auf die Schleimproduktion* ist er unentbehrlich.

Massage: M 40 mit starker, alle anderen Punkte mit mäßiger Pressur, 20–30 Sek. je nach Hautreaktion. Mit Lg 14 am Rücken beginnen und dann von oben nach unten fortsetzen!

Therapie: Meist genügen 2–3 Behandlungen. Die ersten 2 gibt man z. B. Montag und Dienstag, die 3., falls notwendig, am darauffolgenden Donnerstag oder Freitag.

Ergebnis:

Es kommt häufig vor, daß die Kinder bereits während der Massage viel Schleim erbrechen oder einige Stunden danach. Da die Schleimproduktion durch den Punkt M 40 gestoppt wurde, atmen die Kinder frei und schlafen meist sofort durch. Der Appetit bessert sich wie das Gesamtbefinden.

c) Die spastische, allergische Bronchitis:

Die dafür anfälligen Kinder, meist blaß und pastös, reagieren auf jeden Schnupfen oder Infekt mit diffuser spastischer Bronchitis, Dyspnoe und thorakalen Einziehungen. Handelt es sich um eine schon chron. Bronchitis (Xu) so kommt es zu einer akuten Verschlechterung (Shi).

Wir müssen die Allergie behandeln und den Spasmus lösen, abschließend die Lunge tonisieren.

Meridian:	Lenkergefäß	– Lg 14	= Punkt
	Dingchuan	– Neupkt. 45	= Punkt
			0.5 cun bds.
			Lg 14
Meridian:	Dickdarm	– Di 4, Di 11	= Punkt
Meridian:	Magen	– M 36	= Punkt
Meridian:	Lunge	– Lu 9	= Punkt
Meridian:	Herz	– H 7	= Punkt

Lg 14 mit den beiden Dingchuan-Punkten wirkt rasch spasmolytisch. Di 4, 11 und M 36 liegen auf dem Yang-Ming Meridian und wirken antiallergisch.

M 36 wirkt außerdem allgemein tonisierend.

H 7 geben wir anfangs eventuell alternierend mit KS 6, um zu beruhigen.

Lu 9 geben wir nicht, solange der Spasmus stark ist, sondern erst zur abschließenden Therapie.

Massage: alle Punkte mäßig. Doch kann man H 7 zur Beruhigung anfangs auch stärker pressieren.

Therapie: anfangs täglich, nach 2–3 mal auf jeden 2. Tag oder 2 mal pro Woche die Intervalle verlängern. Insgesamt 4–5 mal behandeln.

Ergebnis: Nach der ersten Therapie kann die Besserung bereits 50 % betragen. Die Kinder schlafen ruhig durch, man kann die Medikation reduzieren. Selten kann es zu einer kurzfristigen reaktiven Verschlechterung kommen. Es müssen deshalb entsprechende Medikamente griffbereit sein. Als Reaktion melden sich oft alte bronchitische Herde und der Husten wird locker, schleimig.

Dann gibt man bei der zweiten Therapie statt M 36 besser den Pkt. M 40. Beibehalten werden wir für alle Sitzungen die 3 Rückenpunkte Lg 14 und 2 Neupunkte 45 = Dingchuan, 0.5 cun beiderseits von Lg. 14. Di 11 können wir mit Lu 5 alternierend geben. Beide Punkte haben eine stark antiallergische Funktion.

Es kann bei starker bronchitischer Reaktion der Einsatz eines Antibiotikums notwendig werden.

Erst wenn eine merkliche Besserung des Lungenbefundes festzustellen ist, können wir mit Lu 9 tonisieren.

Wir müssen uns mit der Therapie immer nach dem Krankheitsbild richten, um nicht ungewollt eine Verschlechterung herbeizuführen.

Pseudokrupp:

Bei diesem, immer plötzlich auftretenden schweren Krankheits-
bild, können wir nicht nur erste Hilfe leisten neben allen übri-
gen Methoden, sondern auch echt prophylaktisch wirken.
Es kommen alle bereits oben beschriebenen Meridiane und
Punkte zur Anwendung.
Gegen die Halsentzündung, Laryngitis und Tracheitis: Di 4 –
M 44.
Antiallergisch: Di 4, 11, M 36.
Zur Resistenzsteigerung bei häufig wiederkehrenden Infekten
N 3.
Massage: mäßig stark, 20–30 Sek. pro Punkt.
Therapie: Im akuten Zustand täglich (2 Tage), dann 1–2 Tage
Pause. Insgesamt 3–5 mal je nach der Reaktion und Häufigkeit
der Anfälle.

Ergebnis:

Die Rötung und Schwellung im Rachen und Larynx klingen
überraschend schnell ab. Die Kinder beruhigen sich rasch. Aus
prophylaktischen Gründen sollte man vor Beginn der kalten
Jahreszeit eine Kur mit 2–3 Behandlungen durchführen.
(Therapie 2× pro Woche).

3. Schlafstörungen:

Handelt es sich um Einschlafstörungen (Umwelteinflüsse,
Meteorismus etc.) oder um Durchschlafstörungen so werden wir
natürlich jeweils unterschiedlich behandeln.
Bei an sich gesunden Kindern, die immer wieder im Schlaf auf-
schrecken, nach kurzen Schlafperioden schreien und dadurch
die ganze Familie in ihrem normalen Rhythmus stören und
nervlich belasten, können wir mit einer einzigen Behandlung
den Hausfrieden retten.
Meridian: Leber – Le 3 = Punkt
Massage: kräftige Pressur! 20 Sek.

Therapie: Einmal! In seltenen Fällen 2–3 mal = 2 mal pro Woche.

Bei Einschlafstörungen genügt meist die etwas stärkere Massage von H 7.

Kinder, die wenig schlafen und dadurch überreizt sind, erhalten die Kombination:

| *Meridian:* | Herz | – H 7 | = Punkt |
| *Meridian:* | Leber | – Le 3 | = Punkt |

H 7 wirkt beruhigend auf Geist und Gemüt.

Le 3 wirkt infolge starker serotoninerger Wirkung Schlaf fördernd.

Massage: beide Punkte kräftig, 20 Sek.

Therapie: Einmal!

H 7 und Le 3: Kann man auch bei Kindern mit *Zornanfällen* und bei *erethischen Kindern* anwenden. Je nach Reaktion 1–5 mal je Therapieserie.

Auch bei pavor nocturnus und Stereotypien wie z. B. Schaukeln vor dem Einschlafen, wirken diese Punkte beruhigend.

C. Die Akupunktur-Therapie beim älteren Kind:

Mit zunehmendem Alter erweitern sich auch die Möglichkeiten der Akupunktur-Therapie an Kindern.

Neben den im vorhergehenden Kapitel beschriebenen Krankheiten kommen nun hinzu:

Acetonämisches Erbrechen, chron. Obstipation, rezidivierende Kolitis, Anorexie, Enuresis, Pollakisurie, Enkopresis, Adipositas, Stottern, Gehörschwäche (nicht angeborene Taubheit), Sehschwächen, Schielen, Allergien, Asthma, Zahnschmerzen.

Kopfschmerzen, Facialislähmungen, Trigeminusneuralgie, Konzentrationsschwäche und diverse Pubertätssyndrome, Schreibkrampf.

An klinischen Beispielen soll die therapeutische Vorgangsweise erklärt werden.

1. Gastro-Intestinal-Krankheiten:

Als erster Patient nach dem Kurs in China wurde mir der 6jährige Sohn eines Kollegen vorgestellt. Er litt seit 3 Monaten an einer rezidivierenden Enteritis (XU) und hatte derzeit einen akuten Brechdurchfall mit diffuser Acidose! 38° Fieber. (Shi) Zunge: stark belegt, rot, Puls: tachycard.

Meridian:	Krcislauf	– KS 6	= *Punkt*
Meridian:	Dickdarm	– Di 11	= *Punkt*
Meridian:	Magen	– M 25, 36	= *Punkt*

KS 6   – 2 cun von der Haupthandfalte proximal, median zwischen den Sehnen – *gegen das Erbrechen*. Dieser Punkt kann auch *allein* z. B. gegen *Reise-Erbrechen* oder bei Kindern, die bei jeder Erkrankung erbrechen, gegeben werden.

Di 11 — am Ende der äußeren Ellenbogenfalte bei gebeugtem Arm: in diesem Fall zur *Fiebersenkung*. Er ist der *Ho-Punkt* des Dickdarmmeridians und daher für die Erkrankung der *Fu-Organe* zuständig.

M 25 — 2 cun lateral des Nabels bds.: als *lokaler Enteritis-punkt*.

M 36 — 3 cun distal vom sog. Knie-Auge = das Grübchen bds. des Lig. patellae, 1 cun lateral der Schienbein-kante. Oder: man gibt die Hand des Patienten auf das Knie, dann zeigt sein Mittelfinger den Punkt. Dies ist der *Hauptpunkt für alles Geschehen im Abdomen* und der *Haupttonisierungspunkt für den Milzmeridian,* der für die Verdauung und die Wasser-Balance zuständig ist.

AP: KS 6 und M 25 mit 1 cun Nadeln, Di 11 und M 36 mit 1.5 cun Nadeln. Diese Punkte werden senkrecht gestochen, bis das de Qi-Gefühl erreicht wird. Das ist bei KS 6 und M 25 ca. 0.5 cm und bei Di 11 und M 36 1.0 cm.
Bei der *ersten Behandlung* werden die Nadeln 10 Min. belassen. Nach 5 Min. wird eine mäßige Manipulation durchgeführt, wenn kein Nadelgefühl mehr vorhanden ist.
Nach der ersten Th. schlief das Kind abends bald ein, hatte um 1 Uhr nachts noch einmal erbrochen.
2. Tag: Das Kind konnte reichlich trinken ohne zu erbrechen, hatte keine Acidose mehr und war afebril. Die abdominellen Beschwerden waren ebenfalls sehr gebessert.
2. AP: KS 6, M 25, M 36. Da afebril ohne Di 11. Dauer 15 Min.
3. AP: Das Kind war nach der 2. Behandlung gesund, konnte al-les essen. Sah seit 3 Monaten nicht so gut aus wie jetzt. Zur Konsolidierung gab ich nach 2tägigem Intervall: M 25, M 36, MP 6.

Seither besteht völlige Beschwerdefreiheit!

Wir müssen immer trachten mit einem Minimum an Punkten ein Maximum an Wirkung zu erreichen.

Es war z. B. nicht notwendig, das ganze Fieberprogramm mit Lg 14, Di 4, Di 11 zu geben. Di 11 wurde nur bei der ersten Behandlung gegeben. Wären die Durchfälle nicht so rasch sistiert (Wasser-Balance) dann hätte man bei der 2. Th. den unteren Ho Punkt M 37 für den Dickdarm oder MP 6 für die Regulation der 3 YIN-Fußmeridiane geben müssen.

Acetonämisches Erbrechen:

Ist je nach der Häufigkeit des Erbrechens und nach dem Aussehen des Patienten different zu behandeln. XU mit weißlich belegter Zunge und schwachem Puls wird man einleitend mit: KS 6, M 36 und MP 6 regulieren. Die Nadelung wie oben beschrieben. Für MP 6 verwendet man eine 1.5 cun Nadel. Dieser Punkt liegt genau 3 cun (4 Patienten-Querfinger) proximal von der inneren Knöchelmitte und am hinteren Schienbeinrand. Man beginnt an der *Organseite, daher am li. Bein.* An diesem Punkt findet man sehr oft eine unterschiedliche Reaktion. Die Nadelung wird 0.5 bis 1.0 cm tief durchgeführt. Man kann an einer Seite das Gefühl der Leere an der Nadel spüren und an der anderen Seite eine starke Spannung. Diese differenten Reaktionen gleichen sich in kurzer Zeit aus. Der Patient gibt dann auch ein Ziehen an der ersten Nadel an.

Die Manipulation wird man mit kleiner Rotation zwecks Tonisierung durchführen.

Nach dieser ersten Behandlung sind die Kinder oft wie ausgewechselt.

Für die folgende 2.–3. Behandlung kann man zur Tonisierung geben: KS 6 und M 36.

Die Punkte wurden bereits eingehend erklärt.

Die Dauer der Nadelung wird von 10 Min. anfangs auf 15–20 Min. an den folgenden Tagen langsam gesteigert.

Bei Kleinkindern erzielt man den gleichen Effekt mit einer leichten Massage der angeführten Punkte. 30 Sek. pro Punkt.

Rezidivierende Kolitis:
Man kann im akuten Stadium und im Intervall behandeln. Wichtig ist die Patientensituation: ob im XU oder Shi Zustand. Im Prinzip arbeiten wir über dieselben Meridiane wie bei der Gastro-Enteritis.

Meridian: Kreislauf, Dickdarm, Magen und Milz-P., Konzeptionsgefäß = Kg.

Punkte:

KS 6 = gegen Erbrechen und zur nervlichen Beruhigung event. mit

H 7 = alternierend für die Psyche

Di 11 = als Ho Punkt für die Erkrankung der Fu Organe

M 25 = lokale Wirkung

M 36 = Hauptpunkt für das gesamte Abdomen, Milztonisierungspunkt

M 37 = unterer Ho Punkt für den Dickdarm

MP 6 = 3 YIN-Fußmeridiane für die Funktion der Verdauungsorgane

KG 6 = Haupttonisierung zusammen mit M 36 bei XU Zustand; also im Krankheits-Intervall

Kg 4 = für alles Geschehen im unteren Abdomen, ebenfalls tonisierend.

Es ist selbstverständlich, daß wir nicht alle Punkte gleichzeitig geben!

Nadelung: Alle Punkte werden senkrecht gegeben; H 7 und KS 6, sowie die Punkte am Abdomen bis zu 0,5 cm tief, alle übrigen Extremitätenpunkte bis 1.0 cm tief.

Im XU Zustand manipuliert man schwach mit kleiner Rotation, im Shi Zustand mit starker und großer Rotation.

Therapie: 3–5mal; wenn notwendig nach einiger Zeit eine Wiederholung. Medikamente können abgesetzt werden.

Chronische Obstipation:
Während wir eine einfache Obstipation mit leichter Massage des Punktes MP 6 *(z. B. auf Reisen)* sehr gut beheben können, müssen wir bei der chron. Obstipation den Patienten genau analysieren.

Ist die Ursache eine chron. Ernährungsstörung, eine Fehlernährung, eher psychisch bedingt (Eifersucht, wenn ein Geschwisterchen gekommen ist), oder handelt es sich um eine Darmträgheit (anatom. Fehlbildungen ausgeschlossen).

Wir können zur Einleitung, als erste Therapie über die *Meridiane:* Yang Ming = Dickdarm – Magen und Milz-P. vorgehen.

Nun, Sie wissen es bereits!

Di 4 und M 36 = zur Tonisierung des Hauptenergiekreislaufes.

MP 6 = Kreuzung der 3 YIN-Fußmeridiane, reguliert das Geschehen im Abdomen und über den Milz-P. Meridian auch die Wasserbalance.

Wir müssen nicht überrascht sein, wenn hernach ein völlig veränderter Patient wieder kommt. Manchmal genügt diese eine Behandlung und die Verdauung funktioniert, der Appetit ist gut und das Aussehen frisch und rosig.

Nadelung: alle 3 Punkte (seitengleich = 6 Pkt.) werden senkrecht 0.5–1.0 cm tief gegeben. 10 Min. Dauer. Sollten weitere Behandlungen erforderlich sein, kann auf 15–20 Min. gesteigert werden.

Bei starker Nadelreaktion keine Manipulation!

Bringt die erste Behandlung keinen Erfolg, wird man das Programm ändern.

Der Sanjiao oder 3 E Meridian unterstützt die Funktionen der Verdauungsorgane in seinem mittleren Anteil. Wir unterstützen daher die Funktion des Milz-P. Meridians mit dem Sanjiao Meridian.

Punkte:

3 E 6 = an der Außenseite des Unterarms, von der Haupthandfalte 3 cun aufwärts in der Mittellinie, senkrecht, 0.5–1.0 cm tief.

MP 15 = bds. des Nabels, 4 cun oder in Nabelhöhe in der Mamillarlinie, senkrecht, bis 0.5 oder bei fettreicher Bauchdecke tiefer bis das de Qi-Gefühl auftritt.

MP 6 = Zur Aktivierung der 3 distalen YIN Meridiane.

Diese Kombination 15–20 Min. belassen und mit geringer Manipulation genügt in den hartnäckigsten Fällen. Ich konnte damit auch ältere Patienten, die 20 Jahre Medikamente nahmen mit 2 bis maximal 3 Behandlungen in Ordnung bringen. Umso eher geht es bei den Kindern.

Es ist nicht notwendig, wenn der Erfolg eingetreten ist, noch weitere Behandlungen zu machen!

Anorexie:

Genaue Analyse der Ursachen! Es handelt sich meist um einen XU Zustand im Magen – Milz-P. d. h. im mittleren Sanjiao = 3 E.

Meridiane:

Herz-Kreislauf – H 7, KS 6 = Punkte zur Regulation der Psyche!

Magen – M 36 = Haupttonisierungspunkt für Milz-P. u. auch psychisch wirksam

Milz-P. – MP 6 = zur Aktivierung der 3 Yin-Fußmeridiane.

Konzeptionsgef. – Kg 6 = zur Tonisierung.

Leber – Le 3 = sowohl auf die Psyche als auch auf das Epigastrium entspannend wirksam.

H 7 und KS 6 können wir alternierend geben d. h. li. H 7 und re. KS 6 und bei der nächsten Behandlung wechseln. Dadurch können wir 2 Nadeln einsparen. Le 3 eventuell erst bei der 2. oder 3. Therapie an Stelle von MP 6.

Le 3   = zwischen dem ersten und zweiten Mittelfußknochen. Man findet den Punkt leicht, wenn man mit dem Finger vom oberen Gelenk der Mittelfußknochen in Richtung zu den Zehen streicht, es bildet sich ein Grübchen, wo die Verdickung der Knochen endet. Dies entspricht ca. 2 cun proximal der Großzehenfalte. Stichrichtung schräg aufwärts, bis 0.5 cm tief, oder tiefer bis das de Qi-Gefühl auftritt.

H 7 = an der ulnaren Seite des Unterarms, wo die Haupthandfalte mit einer gedachten Linie kreuzt, die man
an der medialen Seite des Os pisiforme zieht.
Stichrichtung senkrecht bis 0.5 cm oder von der
Seite.

Zeichnung: 3

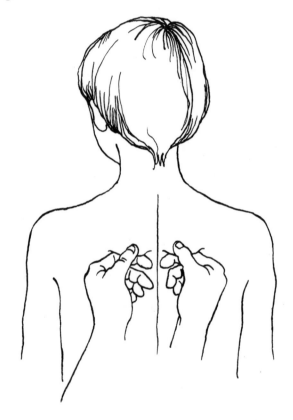

Tonisierende Rückenmassage bei Anorexie! Zwischen dem
I. bis XII. Brustwirbel werden von oben nach unten fort-
schreitend Hautfalten abgehoben. Insgesamt 3–5 × je nach der
Hautreaktion. Therapie jeden 2. Tag (5 ×).

Adipositas:

Nach genauer Ursachenanalyse der Eßlust wird man über die psychisch wirksamen oder über die, die Verdauung regulierenden Meridiane vorgehen. Siehe Anorexie!
Wir können unterschiedliche Symptome mit gleichen Programmen der Akupunktur behandeln!

2. Enuresis:

Dieses Leiden ist eine *Hauptindikation für die Akupunktur-Therapie.* Wenn Kinder nach dem 3. Lebensjahr noch nicht sauber sind, kann man mit der *Punktmassage* beginnen.
Außer den Meridianpunkten gibt es an den Kleinfingern und Kleinzehen in der Mitte der distalen Gelenksfalte einen Punkt, den man 30 Sek. fest pressieren soll. Insgesamt 10 Tage täglich, dann 1 Woche pausieren, insgesamt 3 Zyklen. Beste Zeit ist vor dem Mittagsschlaf!
Als Reaktion tritt anfangs eine vermehrte Harnausscheidung auf. Danach werden die Mengen geringer oder das Einnässen setzt allmählich aus.
Man kann die Punkte der Mutter des Kindes genau zeigen, läßt zuhause massieren und läßt sich dann zwischendurch berichten.

Zeichnung: Seite 55

Auch bei größeren Kindern gebe ich diese Anweisungen gerne vor dem Beginn der Nadelbehandlung. Man benötigt dann viel weniger AP-Therapien.
Über welche Meridiane werden wir akupunktieren bzw. massieren?
Meridian: bei Kleinkindern:
Konzeptionsgefäß – Kg 4 = Punkt für die Tonisierung im Urogenitalbereich
Milz-P. – MP 6 = Nieren-, Leber- und Milz-P. Meridian kreuzend und wirkt regulierend auf das Urogenitalsystem.
Massage dieser insgesamt 3 Punkte je 30 Sek.

Therapie: 2 mal pro Woche, insgesamt 10 mal.

Nach *anfänglicher Harnflut* kommt es entweder zur Abnahme der Harnmengen oder zum Aussetzen des Einnässens.

Meist genügt eine Serie! 5–10 Therapien.

Anders ist die Situation bei älteren Kindern. Ab dem Schulalter erreicht man mit der Nadelung eine bessere Wirkung als mit der Massage.

Wichtig für den Therapieaufbau ist der *Zeitpunkt des Einnässens.* Eine exakte Anamnese ist daher besonders notwendig. Auch unterscheiden wir in der Akupunkturtherapie dieses Leidens sehr genau *die primäre E. von der sek. E.,* die erst nach jahrelanger Trockenperiode plötzlich einsetzt.

Primäre E.: die Kinder waren nachts noch nie sauber, nässen manchmal auch bei Tag noch ein.

Ist der *Zeitpunkt des Einnässens nicht klar,* so können wir auch die Nadelung mit den oben angeführten Massagepunkten beginnen. Zeigt sich keine Reaktion nach den ersten 3–5 Therapien, dann muß man wechseln.

Handelt es sich um psychisch sehr labile Kinder und um einen XU Typ so eignet sich der Wechsel auf:

Meridian:

Konzeptionsgefäß – Kg 4 = Tonisierung im Urogenitalbereich

Magen – M 36 =	der Haupttonisierungspunkt für den Milz-P. Meridian = Wasserbalance.
Leber – Le 3 =	ist der Yuan Punkt dieses Meridians. Aufgabe der Leber ist es das *Qi in den Meridianen in Funktion zu bringen.* Dieser Punkt wirkt stark sedierend und kann Müdigkeit, Schlafbedürfnis und Schwindel zur Folge haben.

Nadelung: Kg 4 und Le 3 mit 1 cun Nadeln, M 36 mit 1.5 cun. Kg 4 und Le 3 bis 0.5 cm und M 36 bis 1.0 cm tief. Mit 10 Min. pro Behandlung beginnen und bis auf 20 Min. steigern.

Therapie: 2–3 mal pro Woche.

Zeigt sich rasche Besserung, genügen 4–5 Th.

Es ist bei der Akupunkturbehandlung eine knappe Dosierung günstiger als zu viele Nadeln oder zu häufige Therapien.

Ist der Fall klar und es handelt sich um *Einnässen vor Mitternacht,* meist verbunden mit unruhigem Schlaf oder vielen Träumen geben wir:

Meridian:

Herz – H 7
Leber – Le 3 } = wirken harmonisierend auf den Schlaf, allg. beruhigend.

Konzept. Gef.-Kg 4 = wie oben beschrieben

Niere – N 3 = wirkt tonisierend und regulierend auf die Nierenfunktion

Nadelung wie bereits beschrieben. Für den Punkt N 3 nehmen wir eine 1.5 cun Nadel und stechen senkrecht seitlich. Der Punkt liegt genau gegenüber von B 60 an der Fuß-Innenseite zwischen Knöchel und Achillessehne. Stichtiefe 0.5 cm oder bis das de Qi-Gefühl auftritt.

Wir können H 7 mit KS 6 kombinieren, wenn die Kinder besonders tief schlafen und *nicht erweckbar* sind. Danach werden die Kinder leichter wach, stehen zum Urinieren auf und schlafen gut weiter.

In der Regel lasse ich während der Akupunkturbehandlung alle Medikamente weg, *lasse die Kinder normal behandeln* d. h. n i c h t Trockenkost geben und lasse sie auch zum Urinieren nicht aufwecken.

Es kann aber in manchen Fällen ein anderes Vorgehen notwendig sein. Z. B. bei vorher nicht Ansprechen auf ein Medikament und bei weiter örtlicher Entfernung des Patienten, könnte man nach einigen AP Behandlungen daheim medikamentös fortsetzen. Oder man läßt die Kinder zu einer bestimmten Zeit aufheben.

Nur bei sehr schwierigen Fällen ist die Wiederholung einer Akupunkturserie notwendig.

Man geht dann so vor:

1. Serie 10–12 Behandlungen, meist ist eine Besserung doch zu sehen, 1–2 Wochen Pause.

2. Serie 10–12 mal.

Ich hatte in meinem Krankengut nur selten eine solche Langzeitbehandlung zu machen. Weiß aber aus China, daß man diese Serien öfters wiederholen kann. Nach 3 Serien macht man eine längere Pause.

Aus verschiedenen Gründen wie Zeitmangel, zu weite Entfernung oder intermittierend akute Erkrankung der Kinder (Masern, Mumps) mußten wir manchmal eine Serie unterbrechen. Oft riefen die Mütter an, daß einige Wochen nach Beendigung der Akupunkturtherapie das Einnässen ganz plötzlich aufhörte.

Bei *Einnässen nach Mitternacht* oder kurz vor dem Aufwachen geben wir:

Meridian:

Lunge – Lu 9 = Yuan Punkt und allgemein Tonisierender Punkt.

Konzept. Gef. Kg 4
Magen M 36 } = wie bereits beschrieben.
Milz-P. MP 6

Lu 9 = der Punkt befindet sich an der Daumenseite der Haupthandfalte, bei leicht gebeugter Hand, radial der Art. rad. Er wird bis 0.5 cm tief senkrecht gestochen. Vorsicht wegen der Arterie!

Wir können aber auch statt M 36 die Funktion von MP 6 mit MP 9 unterstützen und verstärken. Dieser Punkt ist der Ho Punkt des Milz-P. Meridians und befindet sich genau gegenüber von G 34 in einer Vertiefung unter dem Condyl. med. der Tibia.

Kommen wir mit den bisherigen Kombinationen nicht durch, dann wird man auf die *Shu-Mu Methode* übergehen. D. h. wir geben *zuerst* für 10 Min. die Zustimmungspunkte der Niere = B 23 und der Blase = B 28 auf der inneren Bahn des Blasenmeridians am Rücken.

Danach geben wir ventral den Punkt Kg 3 und GB 25 ebenfalls 10 Min.

MP 6 und eventl. N 3 können zur Unterstützung 20 Min. lang belassen werden.

B 23 = 1.5 cun seitlich des Dornfortsatzes des 2. Lendenwirbels. Diese Gegend wird als „*das Haus der Niere*" bezeichnet. Hier besteht auch bei Kindern oft ein *eigenartiges, dumpfes Gefühl,* das sie nicht direkt als Schmerz bezeichnen können.

B 28 = In Höhe des 2. Sacral-Loches, 1.5 cun seitlich des Lenkergefäßes.

Für die Punkte am Rücken und Abdomen verwenden wir 1.0 cun Nadeln, die Nadelung erfolgt senkrecht bis 0.5 cm tief.

Um das Qi des Patienten zu heben verwendet ein Kollege in Shanghai die Punkte B1 und Lg20. Siehe Bild: Nr. 21

Blasenmeridian – B 1 = der erste Punkt dieses Meridians. Er liegt 0.1 cun seitlich und oberhalb des inneren Augenwinkels. Vorsichtige Nadelung entlang des Knochens 0.2–0.5 cm tief. Bei Nadelentfernung den Punkt fest drücken wegen der Gefahr der Blutung. *Keine Manipulation!*

Lenkergefäß – Lg 20 = Hebt das Qi! Hier endet auch der innere Ast des Lebermeridians!

Man kann auch die *Fußmotorikzone der Kopfakupunktur* geben. S. Kap. CAP. Chinesische Publikationen geben den Erfolg jedoch als unstabil an. Eigene Erfahrungen sind ebenfalls nicht zufriedenstellend.

Sekundäre E.: Nach jahrelanger Pause kommt es wieder zum Einnässen. Die Gründe sind meist psychischer Natur.

Es ist selbstverständlich, daß wir bei jeder Form der Enuresis eine genaue klinische Abklärung durchführen müssen. Nur in ganz seltenen Fällen konnte ich Harnwegsinfektionen feststellen. Man kann dann zuerst den Infekt medikamentös behandeln und anschließend die Enuresis oder man akupunktiert gleichzeitig mit der Medikation.

Auch Mißbildungen der Harnwege konnten nur selten beobachtet werden.

Patienten mit sekundärer Enuresis sind häufig dem depressiven Formenkreis zuzurechnen. Wir werden daher nach genauer Analyse nicht gleich über den Nieren- und Blasenmeridian auf die Funktion dieser Organe einwirken, sondern ursächlich (oft Angstzustände) behandeln müssen.

Oft handelt es sich um Pubertätsschwierigkeiten, Schulangst und Lernschwierigkeiten oder um sogenannte mental disorders.

Wir wissen, daß diese Störungen über die *Meridiane:* Herz-Kreislauf und das Lenkergefäß zu behandeln sind.

Punkte:

H 7 + KS 6	= man kann auf einer Seite H 7 und auf der anderen KS 6 geben und wechseln, dadurch spart man 2 Nadeln ein! Wirkung auf Herz und Geist beruhigend.
M 36, Le 3, Kg 4	= bereits eingehend beschrieben.

Steht z. B. die Schulangst im Vordergrund, so genügt die Nadelung von:

M 36 –   1.0 cm tief, 10 Min.–20 Min., insgesamt 2–3 mal.
Dieser Punkt, allein gegeben, hat eine sehr große Breitenwirkung! Er bewirkt eine Tonisierung von Körper und Psyche! Angst, Schlaflosigkeit, Konzentrationsschwäche etc. können auf diese einfache Weise behoben werden.

Pollakisurie und *Enkopresis* sind ähnlich zu behandeln wie die sekundäre Enuresis.

Bei allen Formen der Enuresis können wir die *Körperakupunktur* mit der Punktion des *Blasen- oder Nierenpunktes im Ohr* unterstützen. Diese Punkte werden einseitig gegeben und die Seite bei der folgenden Therapie gewechselt.

Wenn man bedenkt, daß man als Akupunkteur doch nur die *negative Auslese dieser Enuresis-Patienten* zur Behandlung bekommt – alle anderen Methoden und Medikamente wurden bereits versucht – ist das Ergebnis sehr positiv. Wenn nicht immer eine hundertprozentige Heilung erfolgt, so kann man in den meisten Fällen doch eine weitgehende Besserung erzielen.

Viele dankbare Kartengrüße von Schülern, die erstmals auf eine Schullandwoche oder einen Skikurs fahren konnten, bestätigen den Erfolg der Therapie.

3. Der depressive Formenkreis:

Es ist kaum zu glauben, welche Auswüchse die psychischen Veränderungen in der Pubertät annehmen können.
Meist genügt eine einzige Behandlung! Die Psyche wird aufgehellt und das körperliche Wohlbefinden wiederhergestellt.

Fall B. Ch.: 13 Jahre altes Mädchen:
Die Großmutter kommt mit der Patientin, weil sie so arge Schmerzen an beiden Fußsohlen hat, daß sie kaum mehr gehen kann. Das Mädchen wirkt schüchtern, gehemmt, blaß, spricht nicht mit mir.
Zunge: weißlich belegt, blaß, *Puls:* schwach, kaum tastbar.
An beiden Fußsohlen bestehen flächenhafte Clavi. Ich dachte sofort an eine Störung im Bereich der 3 YIN-Fußmeridiane bei XU-Typ! Das kann ich nur mit Nadeln behandeln war mein Therapievorschlag.

Meridian:

Yang Ming = Dickdarm-Magen = Di 4 + M 36 zur allg. Tonisierung.

Fuß Taiyin = Milz-P. = MP 6 zur Stimulierung der 3 YIN-Fußmeridiane N. Le. MP.

Nadelung:

Alle Punkte mit 1.5 cun Nadeln, 0.5–1.0 cm senkrecht. 10 Min. Eine Stimulierung war nicht erforderlich.

Nach einigen Minuten stöhnte das Mädchen und sagte auf meine Frage: *das zieht so stark.* Ich beließ die Nadeln daher nur knapp 10 Min. Es war der letzte Ordinationstag vor meinem 3wöchigen Urlaub. Ich sah die Patientin also erst nach 3 Wochen wieder. Doch ich erkannte sie kaum. Zu mir herein kam ein strahlendes Mädchen, das mit mir sprach, mir die Hand zum Gruß entgegenstreckte und sehr gelöst wirkte. Diesmal saß die Großmutter schweigend daneben. Die Fußsohlen waren frei von Clavi und die Haut erschien fast zart und rosig! Zunge o. B. Puls: kräftig! *Ich gab daher keine weitere Behandlung!* 4 Monate später erhielt ich von dem Mädchen einen Weihnachtsbrief: Es geht mir gut, in der Schule gibt es keine Probleme, *ich bin ein anderer Mensch.* Meine Eltern sprechen von einem Wunder!

Es kommt immer wieder vor, daß man Patienten nach der ersten Akupunkturbehandlung nicht wieder erkennt. Es wird also eine Störung in verschiedenen Organfunktionen mit einer einmaligen Therapie von 10 Min. Dauer behoben! *Jede weitere Therapie ist daher überflüssig.* Diese Art der Akupunktur ist deshalb – ökonomisch gesehen – wert, in die tägliche Praxis integriert zu werden.

Schulangst: Gute oder sehr ehrgeizige Schüler leiden häufig unter Angstzuständen. Handelt es sich um das sogenannte Lampenfieber vor Prüfungen, so lasse ich nur den Punkt H 7 ca. 30 Sek. massieren.

Bei schweren Formen gebe ich den Tonisierungspunkt M 36, 15–20 Min. 1 cm tief genadelt. Es genügen 2–3 Behandlungen. In einem krassen Fall z. B.: konnte ein Mädchen einmal 3 Monate lang die Schule nicht besuchen, alle möglichen Medikamente halfen nichts, gab ich:

Meridian:

Herz-Kreislauf =	H 7 + KS 6 = psychische Harmonisierung
Magen = M 36 =	allg. Tonisierung und gegen Angst
Leber = Le 3 =	bringt das Qi in den Meridianen in Funktion, ist mit Lg 20 durch den inneren Ast des Lebermeridians in Verbindung = *Hebt das Qi.*
Milz-P. = MP 6 =	wenn gleichzeitig abdom. Beschwerden oder Anorexie bestehen, alternierend mit Le 3.

Auch in diesen schwersten Fällen genügen maximal 3 Behandlungen. Man kann dann z. B. in einer rezidivierenden neuen Krisensituation eventuell mit einer einmaligen Nadelung von M 36 eine psychische Tonisierung erreichen.

Beim Schreibkrampf ist der Patient ebenfalls ganz zu analysieren, um die Ursachen zu eruieren.

Es kann eine sogenannte einleitende Behandlung, wie sie bereits oben beschrieben wurde wesentlich wirksamer sein, als die rein lokale Therapie mit den Punkten um das Handgelenk.

Wir geben den Meridian: Yang-Ming = Di 4 und M 36 als Punkte; ferner, je nach den Begleitsymptomen: Milz-P. = MP 6 oder Leber = Le 3 um Beschwerden im Hypochondrium oder Epigastrium zu beseitigen.

Wir erreichen damit eine allgemeine Tonisierung und gleichzeitig eine Regulierung im Funktionsablauf der Meridiane.

Das krampfartige Ziehen in den Armen kann nach 10 Min. für immer behoben sein.

4. Stottern:

Nach einem Schock (Sturz, Tieraggression etc.) oder bei Eintritt in den Kindergarten kommt es bei völlig normalen Kindern oft zur plötzlichen Sprachstörung. Je früher nach dem störenden Ereignis die Behandlung mit Punktmassage – oder bei älteren Kindern mit der Akupunktur – beginnt, um so rascher und besser sind die Therapieerfolge.

Meridian:

Konzeptionsgefäß – Kg 23, 24	= lokale Wirkung	
Dickdarm – Magen – Di 4, M 36	= Tonisierung im Hauptenergiekreislauf	
Leber – Galle – Le 3, G 20	= die Funktion des Qi in den Meridianen wird gefördert	
Lenkergefäß – Lg 11, 14, 15	= siehe Kap. angeborene Sprachstörungen.	

Punkte:

Kg 23 = in der Medianlinie, in der Mitte zwischen der Kinnspitze und der Halsfalte.

Kg 24 = in der Medianlinie, in der Mitte zwischen Unterlippe und Kinnspitze im Grübchen.

G 20 = am Hinterkopf in dem Grübchen zwischen dem Muskelansatz des Musc. Trapezius und Musc. Sternocleidomast. am Haaransatz.

Alle übrigen Punkte wurden bereits beschrieben.

Massage: mäßig, pro Punkt 30 Sek.

Nadelung: Kg 23, 24 mit 1.0 cun Nadeln, G 20 mit 1.0–1.5 cun in Richtung zum Auge der Gegenseite bis 0.5 cm tief.

Angeborene Sprachstörungen oder verzögerte Sprachentwicklung siehe Kapitel: Das behinderte Kind.

5. Gehörschwäche:

Wenn Gehörreste vorhanden sind, sollte eine Akupunkturserie testweise durchgeführt werden. Unbedingt vor und nach der Serie von 10 AP ein Audiogramm anfertigen.
Es ist interessant, daß die Kinder bereits nach den ersten AP Behandlungen wesentlich konzentrierter und dadurch aufmerksamer in der Schule werden. Gleichzeitig bessert sich auch die Artikulation.
Sind keine Hörreste vorhanden und ist das Tragen eines Hörapparates nicht möglich, dann kann man auch von der Akupunktur nichts erwarten.

Zeichnung: 4

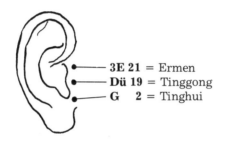

3E 21 = Ermen
Dü 19 = Tinggong
G   2 = Tinghui

Meridian:

Sanjiao	= 3 E – 3 E 3, 5, 17, 21	= Punkte
Galle	= G 2, G 41, G 43	= Punkte
Dünndarm	= Dü 19	= Punkte
Niere	= N 3	= Punkte
Kopfzone	= bds. 1.5 cm über dem Ohr, 4 cm lang	

Nadelung:

Die Punkte 3 E 21, Dü 19, G 2 liegen direkt vor dem Ohr.

Zeichnung: 4
Man kann sie mit einer 1 cun Nadel von oben nach unten gleichzeitig stechen oder mit 0.5 cun Nadeln alternierend.

95

3 E 17 liegt direkt vor dem Mastoid, wenn man das Ohrläppchen anlegt. Senkrechte Nadelung 0.5 bis 1.0 cm tief.

Niere 3 liegt zwischen Achillessehne und innerem Knöchel, senkrecht mit 1.5 cun Nadel 0.5 cm tief, oder, bis das de Qi-Gefühl auftritt.

Kopfzone: man sticht horizontal 2 Nadeln mit 1.5 cun hintereinander.

Als Fernpunkte kombiniert man: 3 E 3 mit G 43 und
                                      3 E 5 mit G 41

Therapie: möglichst jeden 2. Tag oder 2 mal pro Woche, 10 × = 1 Serie. Nach 1–2 Wochen Pause Wiederholung, nach 3–6 Serien längere Pause.

6. Zahnschmerzen:

Wir unterscheiden 2 Arten:

1. Den leise mahnenden XU-Zahnschmerz, der zur Niere in Beziehung ist.
2. Den heftigen, akuten Shi-Zahnschmerz, der zum Yang-Ming (Di-M) in Beziehung ist.

Meridian:

Dickdarm – Magen: Di 4 – M 44, wenn die Schmerzlokalisation nicht ganz klar ist (reduziert das Feuer im Magen-Meridian).

Di 4 =	für den Unterkiefer und eventuell M 6
M 7 + M 44 =	für den Oberkiefer
M 6, M 7 =	wirken lokal, das stagnierende Qi wird in Bewegung gebracht
N 3 =	zur Tonisierung beim XU-Zahnschmerz (Niere: für Knochen u. Zähne)

Nadelung:

Im Gesicht und für M 44 je 1.0 cun Nadeln, Di 4 mit 1.5 cun bis zum Erreichen des de Qi-Gefühls.

Es gibt bereits mit der Massage von Di 4 allein Soforteffekte!

Bei Shi-Schmerz bis 20 Min. die Nadeln belassen und mit kräftiger Manipulation alle 5 Minuten sedieren!

Bei XU-Schmerz wird man mit leichter Manipulation tonisieren!

7. Augenkrankheiten:

Conjunktivitis acuta und Photophthalmie:

Bei jeder akut entzündlichen Rötung der Augen geben wir *zuerst den fernsten Punkt = Le 3 mit starker Stimulation.*
Danach werden die lokalen Augenpunkte genadelt.

Zeichnung: 5

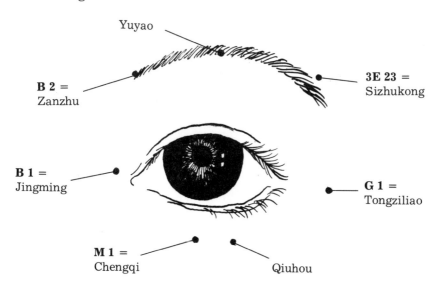

In Augennähe wird nicht manipuliert!
Man kann zusätzlich Di 4 – für alles Geschehen im Kopf und Gesicht – hinzufügen.

Taiyang – ein Punkt außer dem Meridian, an der Schläfe
B 1 – 0.1 cun seitlich und oberhalb d. inneren Augenwinkelfalte
Nadelung: mit 1.0 cun Nadeln.

Leichtes Schielen und leichte Sehschwächen oder Ermüdung
der Augen kann mit Massage positiv beeinflußt werden:
Punkte:

Di 4 – besser Nadelung!
Yintang – auf der Glabella zwischen den Augenbrauen, leicht
kreisende Massage, oder Nadelung: mit 2 Fingern eine Hautfalte
abheben und mit 1.0 cun Nadel von oben stechen bis 0.5 cm tief
zur Nase.

Taiyang – an der Schläfe, wo eine Linie vom lateralen Augenwinkel mit der gedachten Fortsetzung der Augenbrauenlinie
kreuzt in einem Grübchen. Man massiert leicht kreisend oder
auf und ab streichend.
B 1 – wie bereits beschrieben, kann ebenfalls mit leichter
Vibration massiert werden.
Die Massage dieser Punkte 10–20 Sek.

Schwerer Strabismus wird selbstverständlich operiert!

Bei leichten Formen gibt man neben Die 4 noch G 20, sowie um
das Auge: Magen- und Gallen-Meridianpunkte: M 2 = genau in
der Vertiefung des Foramen infraorbitale.
G 14 = auf der Linie F. infraorbitale u. Pupillenmitte aufwärts
fortgesetzt, genau 1 cun über der Augenbraue.
G 20 = bereits beschrieben, in dem Grübchen zwischen Musc.
Trapezius und Sternocleido mastoid. Ansatz, an der Haargren-
ze.
Alle diese Punkte kann man mit mäßig starker, leicht kreisen-
der Massage 30 Sek. lang oder mit Nadelung bis zu 20 Min.
Dauer behandeln.
G 14 wird von oben nach unten genadelt, M 2 senkrecht.

Es sollte auch bei den Gesichtspunkten das de Qi-Gefühl auftreten.

8. Kopfschmerzen:

Ebenfalls eine der Hauptindikationen der Kinderakupunktur! Voraussetzung ist selbstverständlich eine genaue klinische Abklärung, um diverse organische Erkrankungen auszuschließen.

Für eine erfolgreiche Therapie ist die genaue Lokalisation der Schmerzen wichtig. Ferner die exakte Diagnostik nach der physiolog. Grundlage der Akupunktur. Handelt es sich um jahrelange Schmerzen = XU Typ, oder treten die Schmerzen zu einer bestimmten Tageszeit auf, besonders morgens – schon bei Kindern Anzeichen eines Cervikalsyndroms möglich. Dann Rö. der Halswirbelsäule (Wirbeldefekte oder sehr gestreckte HWS sind keine Seltenheit)! Im EEG findet man oft einen unregelmäßigen α-Rhythmus. Der Schulkopfschmerz erfordert eine Kontrolle des Sehvermögens (Brillenkorrektur!) und der richtigen Ernährung! Blutdruckkontrollen ergeben besonders in der Pubertät häufig Hypotonien.

Alle diese unterschiedlichen Ursachen können wir mit der Akupunktur gezielt behandeln.

Meist erfordert er eine allgemein tonisierende Therapie.

Wir werden trachten, mit einem Minimum an Nadeln ein Maximum an Wirkung zu erzielen.

3 Lokalisationen kommen bei Kindern am häufigsten vor:
1. der Stirnkopfschmerz
2. der laterale-Schläfen-Kopfschmerz
3. der Vertexkopfschmerz – genau an der Stelle von Lg 20.
In der Regel verwenden wir lokale Punkte und Fernpunkte, diese liegen auf dem Meridian, der durch die Schmerzzone zieht.

1. Stirnkopfschmerz: genau in der Mitte lokalisiert, dann kommen wir mit 3 Nadeln aus:
Yintang – PaM 3 = über der Glabella zwischen den Augenbrauen.
Di 4 = als Fernpunkt für alles Geschehen im Kopfbereich.

Nadelung:

Yintang – mit 1.0 cun Nadel von oben zur Nase, eine Hautfalte abheben. Di 4 – mit 1.0–1.5 cun, bis das de Qi-Gefühl erreicht ist. Dauer 10 Min. bei der ersten Therapie, ohne Manipulation. Mehr als 2 Therapien sind kaum notwendig. Doch ändert sich manchmal die Symptomatik. Der Schmerz wandert nach lateral oder höher zur Stirnmitte. Man verlängert die Zeit bei der 2. Th. auf 15 Min. und ändert die Punkte entsprechend der Lokalisation.

G 14 – 1.0 cun oberhalb der Brauenmitte für die Stirn mit M 41 – in der Fußgelenksfalte zwischen den beiden Sehnen des Musk. extensor dig. longus und hal. longus.

An Stelle von Yintang gibt man bei lateralem Schläfenschmerz Taiyang bds.

Diese Punkte werden mit 1.0 cun Nadeln gestochen.

Es kann aber auch der Schmerz an einem einzigen Punkt lokalisiert sein z. B. M 8 ode G 8.

2. Lateraler Kopfschmerz: oft mit Erbrechen als echte Migräne im Schulalter zunehmend.

Punkte:

Taiyang –	lokal
3 E 5 –	2 cun von der Haupthandfalte an der Außenseite des Unterarms aufwärts, zwischen Radius und Ulna.
G 41 –	die kleine Zehe nach außen ziehen, dann seitlich der Sehne von oben in Richtung zur Zehenfalte mit 1.5 cun Nadel stechend.

Diese beiden Punkte liegen auf einem Sondermeridian und haben eine sehr sarke Fernwirkung.

Die Behandlung erfolgt 2 mal pro Woche und ist daher in 1 Woche abgeschlossen!

Ganz selten ist eine 3. Therapie notwendig.

3. Vertexkopfschmerz: Diese Lokalisation ist äußerst unangenehm und beeinträchtigt das Allgemeinbefinden sehr. Umso überraschender ist der Therapieerfolg. Nur 3 Nadeln am Punkt:

Lg 20 = meist genau die schmerzhafte Stelle, 1.0 cun Nadel, horizontal nadeln

Le 3   = zwischen dem 1. und 2. Mittelfußknochen, 2 cun oberhalb der Zehenfalte, schräg aufwärts gestochen. Der innere Ast des Lebermeridians zieht genau zu Lg 20.

Bei sehr labilen Patienten kann man noch zusätzlich auf dem Kreislauf M. geben:

KS 6   = 2 cun von der Haupthandfalte aufwärts an der Innenseite des Unterarms in der Medianlinie. Psychotrope Wirkung!

Kopfschmerzen, die immer mit Erkältungen kombiniert auftreten, sprechen gut auf **LU 7** an = Lo Punkt des Lungenmeridians.

Hinterhaupt-Kopfschmerzen oder Schmerzen, die über den Scheitel zum Nacken ziehen, liegen im Bereich des Blasen- und Gallenblasenmeridians.

Punkte:

B 10–1.3 cun seitlich von Lg 15 = zwischen 1. und 2. Halswirbeldornfortsatz.

G 20 – bereits beschrieben, beide Punkte zur lokalen Wirkung.

B 60 – zwischen äußerem Knöchel und Achillessehne als Fernpunkt.

Man kommt oft mit nur 2 Punkten gut durch: G 20 und B 60.

Als Fernpunkt an den Händen könnte man eventuell Dü 3 verwenden. Dieser ist manchmal etwas schmerzhaft zu stechen.

Bei unklarer Symptomatik oder stark wechselnder Lokalisation richtet man sich nach den Hauptsymptomen, d. h. man kann schrittweise von Behandlung zu Behandlung vorgehen.

In der Regel sind 1–3 Behandlungen notwendig. Die Dauer der Nadelung wird von 10 Min–15–20 Min. gesteigert. Behandelt wird 2 mal pro Woche.

9. Allergien:

Heuschnupfen, Asthma bronchiale und Ekzeme sprechen ebenfalls recht gut auf die Akupunktur an.

Heuschnupfen sollte vor „Saisonbeginn" behandelt werden. Doch bringt die Akupunktur sogar am Höhepunkt des exsudativen Stadiums noch Erleichterung.

Meridian:

Yang – Ming = Dickdarm – Magen = Hauptenergiekreislauf: Di 4, 11, M 36.
Milz-P. = intern-extern mit dem Magenmeridian verbunden: MP 10.
Lunge = intern-extern mit dem Dickdarmmeridian verbunden: Yintang + Lg 14 Lu 5.

Punkte:

Di 4, Di 11 = antiallergische Wirkung.
Lu 5 = kann alternierend mit Di 11 gegeben werden, beides sind Ho Punkte.
Yintang als lokal stark wirksamer Punkt erleichtert die Nasenatmung.
Lg 14 = wirkt hitzesenkend.
Nadelung mit 1.0–1.5 cun Nadeln bis das de Qi-Gefühl erreicht ist.
Therapie: 2 bis maximal 3 mal insgesamt, 2 mal pro Woche.

Es ist günstig ein Jahr danach vor Saisonbeginn eine einzige Wiederholung durchzuführen.

Sollte gleichzeitig eine Neigung zu allergischer Conjunctivitis bestehen, wird man, um „die Hitze" zu senken, Le 3 in den Therapieplan einbeziehen.

Urtikaria: Sofortige Juckreizstillung erreichen wir über Di 11, MP 10 u. M 36. Da eine Shi-Situation vorliegt, wird man kräftig sedieren durch eine starke Manipulation.

Lokale Insektenstiche mit diffusem allerg. Oedem z. B. am Fuß: die Massage von MP 6 und MP 9 genügt auf der betroffenen Seite. Die Schwellung geht rasch zurück.

Ekzem: Different je nach den befallenen Körperpartien zu behandeln.

Für die oberen Extremitäten: Di 4, 11, (Lu 5), M 36.

Für die unteren Extremitäten: Di 4, M 36, MP 10 oder G 31.

Neurodermitis: Man kann die betroffenen Partien mit der Pflaumenblütennadel klopfen und leicht zum Bluten bringen. Man kreist die Herde von außen ein.

Verrucae (Warzen): Diese liegen bei genauer Betrachtung meist sehr schön auf einem Meridian. Man läßt dann täglich einen benachbarten Punkt – sogar vom Kinde selbst – massieren.

Die Warzen vertrocknen und sind nach 8–10 Tagen verschwunden. Z. B. Warze an der Handinnenfläche: Massage von KS 6 für 30 Sek., tägl.

Asthma bronchiale: Wie bereits im Kapitel für Säuglinge und Kleinkinder besprochen, ist eine exakte Anamnese über die Ursache der Erkrankung bereits ein Hinweis für die richtige Akupunktur-Therapie.

Beim allergischen Asthma kann eine laufende Desensibilisierung gut mit der Akupunktur kombiniert werden.

Auch in solchen Fällen ist die Therapie vor der Blütezeit günstiger und eine Auffrischung nach einem Jahr empfehlenswert.

Wir richten uns ferner in der AP-Therapie nach dem Patientenbild, ob XU- oder Shi-Zustand und nach dem Krankheitsverlauf. D. h. ob Erkältungen und psychische Belastungen den Krankheitsverlauf beeinflussen, ob die Anfälle mehr abends oder eher morgens gehäuft auftreten.

Fall X. Y.:

1. Aussehen: blaß, haloniert, dyspnoisch.
2. Ursache der KH.: Erkältungen, Allergien auf Bakterien, Staub, Pollen etc.; Psychisch: Familientrennung, Schulprobleme. Körperl. Überanstrengung = Sportasthma.
3. Verlauf der KH.: Häufig Bronchitis, Patient erholt sich kaum, obige Ursachen kumulieren, Anfälle abends oder früh.

Therapie:

1. Allg. Zustand tonisieren: M 36
2. Ursache beseitigen: Erkältungen: Di 4, Di 11, Lg 14 + 2 NP 45 = Dingchuan, Yintang, bei Schnupfen.
Allergien: B 13 (Lungenzustimmungspunkt), Lu 5/Di 11 alternierend.
3. Konsolidierung: Bei Bronchitis mit viel Schleim M 40, bei chron. Bronchitis B 43 (Massage), bei psych. Irritation H 7, KS 6.
Tonisierung der klaren Lunge mit Lu 9.

Therapieverlauf: (Fallbesprechung)

Zeichnung: 6

Das Kind sitzt mit dem Gesicht zur Mutter. Auskultation!
Die Nadelung beginnt am Rücken.
1. Sitzung: Lg 14 + 2 NP 45 + M 36. – Rasche Besserung der Dyspnoe.
2. Sitzung am nächsten Tag: psychisch aufgehellt, hat erstmals durchgeschlafen, Husten locker, grobe Rg, s. Lg 14 + 2 NP 45 + M 40.
3. Sitzung nach 2 freien Tagen – ohne Medikamente, etw. Ekzem daher wie 2. Therapie + B 13.
4. Sitzung nach 2 freien Tagen – hustet kaum: Lg 14 + 2 NP 45 + Lu 9 + M 40.
Nach der ersten Sitzung 50%ige Besserung. Die Medikamente

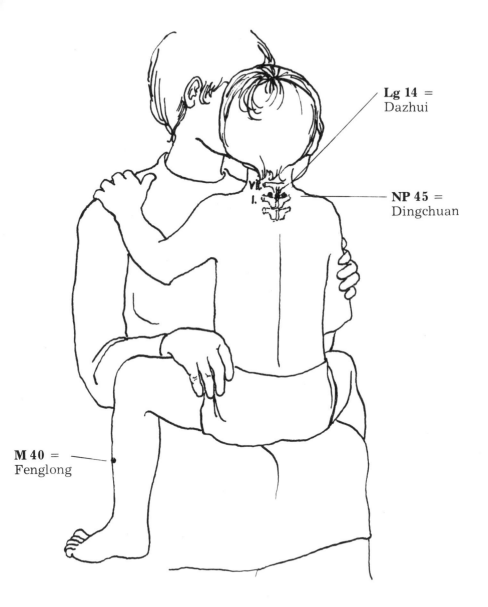

Lg 14 =
Dazhui

NP 45 =
Dingchuan

M 40 =
Fenglong

Zeichnung: 6

105

wurden langsam abgesetzt. Auffallend ist das frische und rosige Aussehen des Kindes. Mit der 4. Behandlung konnte die Therapie abgeschlossen werden. Das Kind konnte laufen und mit dem Rad fahren etc.

Wie wurde die Therapie aufgebaut:

Lg 14 + 2 NP 45	= wirken spasmolytisch
B 13	= Zustimmungspunkt der Lunge auf dem Blasenmeridian wirkt antiallergisch und auf die Lunge direkt.
M 36	= starke allg. tonisierende Wirkung (über den Milz-P. Meridian), psychotrop, die Angst vor den Anfällen schwindet.
M 40	= Lo Punkt des Magenmeridians, sehr stark sekretionshemmender Punkt.
Lu 9	= zur Tonisierung der Lunge wurde erst abschließend gegeben.

Es war möglich, mit einem Minimum an Punkten ein Maximum an Wirkung zu erreichen.

H 7	= war in diesem Falle nicht notwendig.
B 43	= war in diesem Falle nicht notwendig.

Da sich das Aussehen und die pathologische Situation des Patienten von Sitzung zu Sitzung ändern, wäre es falsch, stur nur das 1. Programm weiterzugeben, weil es zur Besserung geführt hat.

Es ist das Faszinierende an der AP-Therapie, daß man immer kreativ die neue Situation erkennen und therapeutisch ausbauen kann.

Vorsicht:

Der spasmolytisch wirkende Punkt Le 3 kann ein Serotonin – Asthma auslösen. Ich gebe diesen Pkt. daher nicht bei Asthma!

106

10. Gesichtslähmungen und Neuralgien:

Wir können jede westliche Therapie mit der Akupunktur wirksam unterstützen oder Akupunktur allein geben.

Die Dauer der Erkrankung ist für die Dauer der Therapie entscheidend. D. h. je früher die Akupunkturbehandlung beginnt, desto rascher setzt die Wirkung ein und umso weniger AP-Therapien sind notwendig.

Die Facialislähmung: Durch mechanischen Druck im Kieferbereich oder infolge schwerer Geburt sehen wir bei *Neugeborenen* nicht selten den „Mundfacialis". Er ist bedingt durch eine lokale Störung im Bereich des Magenmeridians, die wir mit einfacher, leichter Massage im Bereich des Punktes **M 6** am Kieferwinkel beheben können. Es genügen 2 Massagen von ca. 20 Sek. Dauer an aufeinanderfolgenden Tagen.

Dies geht jedoch nicht so einfach, wenn es sich um eine zentrale Läsion handelt!
Facialislähmungen im Rahmen von Infekten werden je nach der Lokalisation mit Nah- und Fernpunkten behandelt.

Meridian: Yang-Ming = Dickdarm-Magen sind für das gesamte Gesicht zuständig.
Fernpunkte: Di 4 und M 44 = auf der Gegenseite oder bds.
Nahpunkte: diese werden nach der betroffenen Region gewählt u. zw. auf dem Meridian: Magen, Dünndarm, Blase, Sanjiao = 3E und Gallenblase, ferner außer dem Meridianpunkte.

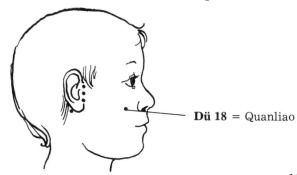

Dü 18 = Quanliao

Zeichnung: 7

Für Stirn und Auge:

Yintang = außer d. Meridian zwischen den Augenbrauen, von oben stechen

Taiyang = außer dem Meridian an der Schläfe, siehe oben senkrecht von lateral nach medial gerichtet nadeln

B 2 = horizontal vom medialen Rand der Augenbraue nach lateral nadeln

G 14 = in der Pupillarlinie 1 cun über der Brauenmitte, von oben horizontal zur Braue nadeln

Dü 18 = in der Linie vom äußeren Augenwinkel abwärts unter dem Jochbein, senkrecht nadeln, Zeichnung 7

M 2 = über dem Foramen infraorbitale, senkrecht nadeln

Für Nasolabial-Falte und Oberlippe:

Lg 26 = in der Mitte der Oberlippe an der Grenze des oberen $1/3$ und unteren $2/3$, aufwärts nadeln (schmerzhaft) dies ist auch ein Schockpunkt für 1. Hilfe!

Di 20 = der Endpunkt des Meridians, zwischen dem Nasenflügel und der Nasolabial-Falte, schräg nadeln in Richtung zum Magenmeridian

M 7 = Unterhalb des Jochbogens, in einer Vertiefung vor dem Kiefergelenk, senkrecht nadeln

Für den Bereich der Unterlippe:

Kg 24 = in der Mitte des Kinngrübchens, senkrecht oder schräg nadeln

M 4 = 0.4 cun lateral des Mundwinkels, schräg in Richtung zum Kieferwinkel = M 6 nadeln

M 6 = auf dem M. Masseter vor und etwas oberhalb des Kieferwinkels, horizontal in Richtung zu M 4 oder senkrecht nadeln.

3E 17 = zwischen dem Ohrläppchen und Mastoid, senkrecht und etwas aufwärts nadeln
In allen Fällen, wenn das Mastoid klopfempfindlich ist.

Für das Gesicht verwenden wir 1 cun Nadeln und punktieren bis 0.5 cm oder, bis das de Qi-Gefühl auftritt.
Nur wenn wir z. B. M 4 und M 6 zueinander punktieren wird mit 1.5 cun Nadeln, ebenso bei 3 E 17 genadelt.
Die Manipulation wird nur mäßig und kurz durchgeführt.
Dauer der AP von 10 Min. – 20 Min. steigern. Jeden 2. Tag oder 2 mal pro Woche.

Trigeminusneuralgie: Diese Erkrankung tritt bei Jugendlichen seltener auf als bei Erwachsenen. Da die Schmerzen sehr heftig sind, bekommt man die Patienten bereits nach kurzer Zeit zur Behandlung. Wir kommen in der Regel mit 3 AP-Therapien aus, der Patient ist hernach schmerzfrei und benötigt keine Medikamente.
Im Prinzip erfolgt die Therapie wie bei der Facialislähmung je nach der Lokalisation mit Nah- und Fernpunkten.
Ziehen die Schmerzen mehr nach lateral, dann gibt man als Fernpunkte alternierend zu Di 4 – M 44 die Punkte 3 E 5 – G 41.
Die Nahpunkte entsprechen den oben beschriebenen Gesichtspunkten. Ist der Schmerz an einem Punkt fixiert, nadelt man besser die Gegenseite! Die Fernpunkte gibt man gegenseitig oder bds. Bei starkem de Qi-Gefühl wird man kaum manipulieren. Dauer der Nadelung von 10 Min. bis 20 Min. steigern.

D. Die Akupunktur-Therapie des mehrfach behinderten Kindes:

Berücksichtigen wir die physiologische Grundlagentheorie der Akupunktur, so erkennen wir, daß für die AP-Therapie des behinderten Kindes andere Kriterien gegeben sind als in unserer westlichen Medizin.

Die Angriffspunkte der Akupunktur liegen an der Peripherie, gleichgültig, ob es sich um Erkrankungen des Pyramidensystems (kortiko-spinales System) oder des extra-pyramidalen Systems handelt.

Wir wissen, daß die Leber – und die gekoppelte Gallenblase – für Sehnen, Nerven und Muskulatur zuständig sind. D. h. wir können eine gewünschte Tonusänderung über diese beiden Meridiane herbeiführen.

Aufgabe der Leber ist es aber auch, das Qi in den Meridianen in Bewegung und in die richtige Funktion zu bringen.

Möglicherweise kommt es durch die AP bereits zu lokalen biochemischen Gewebsreaktionen. Z. B. sieht man gelegentlich Urtikaria und starken Juckreiz bei nachfolgender Spasmolyse auftreten.

Sicher spielt die Beeinflussung der Neurotransmitter durch die Akupunktur eine Rolle bei der Aktivität der Gamma-Motoneurone, die die Regulation des Muskeltonus bewirken.

Hingegen müssen wir bei der Therapie auf dem Magen-Milz-P. Meridianpaar bei dystropher Muskulatur (Ernährungsfunktion dieser Organe für die Muskulatur) an eine Aktivierung im Fermentsystem denken.

Die Akupunkturwirkung reagiert: lokal – segmental – zentral.

110

Therapiemöglichkeiten:

1. Körperakupunktur
2. Körper-plus Ohr-AP
3. Kopfakupunktur

Für die AP-Therapie kommen in Frage:

1. Kongenitale Störungen
2. Erworbene Störungen nach: Enzephalitis, Traumen, Poliomyelitis

Nicht immer ist es bei diffusen Gehirnschädigungen möglich, eine genaue Lokalisation der erkrankten oder lädierten Regionen zu definieren. Den weitaus größten Anteil nehmen die Spastiker ein, dann folgen die Choreoathetosen und verschiedene Mischformen.

Die Wirkung der Akupunktur führt neben der erwünschten Spasmolyse der Muskulatur zu einer allgemeinen Tonisierung, Antriebssteigerung und daher zu besserer Mitarbeit bei der Heilgymnastik. Die Konzentration und die Ausdauer bei den täglichen Übungen werden enorm gesteigert.

Sicher nicht ändern wird man durch die AP schwere Intelligenzdefekte.

Positive Begleiterscheinungen der AP sind: Besserung von chron. Obstipation, die Kinder werden eher sauber, der Appetit wird reguliert und ebenso der Schlafrhythmus.

1. Spastiker:

Den größten Anteil an Behinderungen nehmen die spastischen Di- und Tetraplegien ein.

Im Säuglings- und Kleinkindesalter erreichen wir denselben Effekt mit der Punktmassage.

Egal, welche Extremitäten betroffen sind, erreichen wir eine maximale Spasmolyse mit dem Punkt Le 3 = Taichong = höchster Angriff. Serotonin bei Spastikern an sich erhöht, wird durch die AP-Therapie vermehrt ausgeschieden.

111

Bei Hemiplegien wird an der erkrankten Körperseite akupunktiert.

Je nach der Lokalisation der Behinderung überlegen wir uns das therapeutische Vorgehen.

Bei sehr schwacher Konstitution z. B. nach Enzephalitis kann man einleitend tonisieren mit: Lg 20, Kg 6, M 36.

Lg 20 = am Scheitel, Nadelung horizontal nach vorne, bis 0.5 cm

Kg 6 = 1.5 cun distal vom Nabel, senkrechte Nadelung bis 0.5 cm

M 36 = 3 cun unter dem „Knieauge" = M 35 und 1 cun von der Tibiakante nach lateral, senkrecht bis 1.0 cm tief.

Spastizität der oberen Extremitäten:

Di 4 = in der Mitte des 2. Metacarpale an der Daumenseite, senkrecht bis 0.5–1.0 cm tief.

Di 11 = bei gebeugtem Arm am Ende der äußeren Ellenbogenfalte, senkrecht bis 1.0 cm tief.

Le 3 = 2 cum von der Zehenfalte aufwärts zwischen dem 1.–2. Mittelfußknochen schräg aufwärts bis 0.5 cm tief.

Bei gestörter Kopfhaltung und bei Behinderung in der Beweglichkeit der Schultergelenke geben wir zuerst Lg 14 distal des Dornfortsatzes des 7. HW. Nadelung schräg aufwärts bis 0.5 cm tief.

Man kann diese Kombination entweder in Bauchlage oder in Rückenlage akupunktieren.

Die Nadeln werden 15–20 Min. belassen.

Bei der Massage werden die Punkte je 30 Sek. mit einer Knopfsonde leicht vibrierend massiert.

Spastizität der unteren Extremitäten:

Haupttonisierungspunkt bei hypotonem Becken ist auf dem Yang-Ming-Meridian der Punkt M 36. Wir geben deshalb anfangs M 36 + Le 3. Nach 2–3 Therapien geben wir alternierend G 34.

M 36 und G 34 sind Ho-Punkte, belassen wir nach der Nadelentfernung im Yuan-Punkt Le 3 noch einige Minuten länger die Nadel, so haben wir einen stärkeren spasmolytischen Effekt.

Da wir immer von oben nach unten behandeln, kommt diese Forderung auch bei der Sofortnadelung oder Massage zur Geltung.

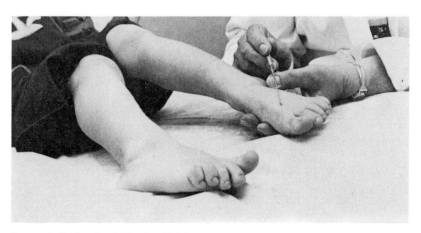

Spasmolytischer Punkt Le 3 = Taichong.
Der wichtigste Punkt zur Lösung von Zehenspasmen!

Hauptpunkt für alle Paresen ist Le 3.

Paresen dorsal:

Blasenmeridian –   B 31, B 32 = im 1. und 2. Sacralloch bds.
                      B 40 = in der Mitte der Kniekehle
                      B 60 = in der Mitte zwischen Achillessehne und äußerem Knöchel.

Paresen dorsal:

Blasenmeridian –   B 40 + B 60 kann alternierend mit
B 37 + B 57 genadelt werden.

B 37 =   6 cun unterhalb der Glutealfalte am Oberschenkel, senkrecht, 1.0 cm.

B 57 =   in der Mitte zwischen Ferse und Kniekehle im Wadengrübchen senkrecht, bis 1.0 cm tief

Le 3 =   immer dazugeben

Paresen lateral:

Gallenmeridian – G 34 = in der Vertiefung vor und unter dem Fibulaköpfchen senkrecht bis 1.0 cm tief.

G 30 und G 31 können alternierend zur Unterstützung bei Langzeitbehandlung gegeben werden.

Zehengang: G 34, G 39 plus M 36, M 41 plus Le 3.

G 39 = 3 cun oberhalb des äußeren Knöchels am Hinterrand der Fibula, senkrecht bis 1.0 cm tief.

Paresen ventral:

Magenmeridian und Milz-P. – M. 36, MP 6, Le 3.

Spitzfußstellung:

M 36, M 41, Le 3.

M 41 = in der Mitte der Fußgelenksfalte, senkrecht bis 0.5 cm tief.

Die Dauer der Nadelung wird mit 10 Min. begonnen und auf 20 Min. gesteigert.

Man bchandelt entweder jeden 2. Tag oder 2 × pro Woche.

Eine Serie beträgt 10 Behandlungen – danach 1 Woche Pause.
Zweite Serie wieder 10 mal – danach wieder 1 Woche Pause.
Dritte Serie wieder 10 mal – danach 4 Wochen Pause.

Die Manipulation der Nadelung erfolgt mäßig alle 5 Minuten = 3 mal/20 Min.

Man kann auch eine leichte Elektrostimulation durchführen. An den Punkt der maximalen Wirkung setzt man die negative Kathode an. Die Einstellung erfolgt nach der Patiententoleranz.

Es gibt für die Langzeittherapien noch eine Anzahl von Punkten, die auf den angeführten Meridianen oder im Segment der genannten Punkte liegen und alternierend eingesetzt werden können.

Bei allen kongenitalen Störungen können wir zur Körper-AP den Nierenpunkt im Ohr hinzufügen. Es wird nur einseitig punktiert und die Seite jeweils gewechselt.

Wir trachten, bei Kindern Nadeln möglichst einzusparen und kommen in der Regel pro AP mit 3 Körperpunkten = 6 Nadeln maximal durch.

Wichtig ist die Überlegung vor Beginn der Therapie:

Welches ist das Hauptsymptom, das zuerst behandelt werden muß. Man muß schrittweise vorgehen und kann nicht alles auf einmal behandeln.

Um den Rücken zu kräftigen müssen wir das Yang über das Lenkergefäß stärken.

2. Z. B. Opisthotonus:

Lg 14 = unter dem 7. Halswirbel, schräg aufwärts nadeln, 0.5 cm

Lg 11 = unter dem 5. Brustwirbel, schräg aufwärts nadeln, 0.5 cm

Lg 8 = unter dem 9. Brustwirbel, schräg aufwärts nadeln, 0.5 cm

Man kann diese Punkte massieren oder mittels Sofortnadelung punktieren. Bei älteren Kindern werden die Nadeln 10–20 Min. belassen und alle 5 Min. mäßig manipuliert.

3. Hypersalivation:

Die Ursache kann komplexer Natur sein.
Meridian: Yang-Ming = Dickdarm-Magen = Di 4 + M 44, als Fernpunkte

Lokale Punkte:

Kg 23 = Zwischen Kinnspitze und Halsfalte

Kg 24 = Im Kinngrübchen

M 4 = 0,4 cun lateral des Mundwinkels

Diese Punkte kann man bei Kleinkindern sehr gut der Mutter erklären und z. H. massieren lassen = jeden 2. Tag.

Wir können auch die unteren 2/5 der Motorikzone der Kopfakupunktur bei zentraler Ursache nadeln. Siehe Kap. cerebrale AP.

Z. B. nach Enzephalitis oder bei älteren Kindern.

4. Sprachstörungen:

Unabhängig von den Ursachen einer retardierten Sprachentwicklung wird die AP-Therapie folgendermaßen aufgebaut:

Meridiane:

Herz – Kreislauf =   H 4, H 5, KS 6 wurden bereits beschrieben. Man kann die Punkte einseitig z. B. li H 5 oder H 4 und re KS 6 und bei der nächsten Therapie konträr geben.

Dickdarm – Magen =   Di 4, M 36 wirken tonisierend auf den Hauptenergiekreislauf – Yang-Ming.

Lenkergefäß-Du Mai = Lg 15, Lg 14, Lg 11.

Vorsicht bei Lg 15 = nicht zu tief und in Richtung zur Kinnspitze nadeln. Die Nadel wird nicht belassen, sondern die Sofortnadelung durchgeführt. Der Punkt liegt zwischen dem 1. und 2. Cervical Wirbel.

Lg 14 = unter dem 7. CW und Lg 11 = unter dem 5. BW werden schräg aufwärts ca. 0.5 cm genadelt.

Die Behandlung wird 2 mal pro Woche in Serien zu 10 mit 1–2 Wochen Pause durchgeführt.

Nach der 3. Serie eine längere Pause einschalten.

Dauer der Therapie 1–2 Jahre.

Selbstverständlich sollte nach den ersten Anzeichen einer be-

ginnenden Sprachentwicklung mit der logopädischen Therapie begonnen werden.
Jede bereits laufende logopädische Behandlung kann man ebenfalls mit der Akupunktur unterstützen.

Sprachgestörte Kinder nach Enzephalitis, die vor der Erkrankung normal gesprochen haben, sollten möglichst bald nach der Erkrankung mit Akupunktur behandelt werden.
Siehe Bild: Nr. 24

5. Choreo-Athetose:

Wieder unabhängig von der Ursache des Leidens, können wir über die Körperakupunktur oder die Kopf = Cerebrale Akupunktur behandeln. Bild: Nr. 28
Klinische Erfahrungen haben gezeigt, daß die Kopfakupunktur von den Kindern sehr gut toleriert und akzeptiert wird.
Die Behandlung kann sitzend – in Gruppen – erfolgen.
Mit 1.5 cun Nadeln wird die Chorea oder Parkinsonzone stimuliert. Es werden pro Seite je 2 Nadeln hintereinander subcutan eingeführt. Bei der Manipulation dürfen die Nadeln nur gedreht und nicht auf und ab bewegt werden.
In kurzer Zeit geben die Kinder eine Wärmesensation in den Finger- oder Zehenspitzen an. Die Nadeln werden ebenfalls 20 Min. belassen und alle 5 Min. stimuliert. Man kann auch eine leichte Elektrostimulation anwenden – nach der Patiententoleranz.
2 mal pro Woche und insgesamt 10 mal ergeben 1 Serie. Der Effekt der Beruhigung kann bis zu 3 Monaten anhalten, so daß man die Serien erst nach diesem Zeitraum wiederholt.

Auch bei dieser Methode gab es positive Nebenwirkungen: Behebung der chron. Obstipation, Beseitigung von Angstzuständen wie die Angst, hinzufallen. Der Gang wurde sicherer, die Haltung aufrechter.
Wie immer nach Akupunktur-Behandlungen konnte man auch bei diesen Patienten einen auffallend gelösten Gesichtsausdruck schon nach wenigen Sitzungen feststellen.

E. Die cerebrale Akupunktur = Kopfakupunktur:

Ausgehend von der Theorie der traditionellen chinesischen Medizin, wonach die 14 Meridiane in naher Beziehung zum Kopf (Gehirn) stehen, wurde im Jahr 1971 von chinesischen Neurologen der Provinz Shansi im Selbstversuch die Kopfakupunktur gegründet.

Durch die Nähe zum Cortex erhoffte man eine raschere, direkte Beeinflussung der betroffenen Gehirnregionen.

Man beobachtete zuerst gegenseitig, dann an Patienten, daß nach raschem Einstich und Manipulation der Kopfnadel in den Extremitäten bis zu den Finger- und Zehenspitzen Wärmesensationen auftraten, aber keine typischen Nadelreaktionen wie: Spannung, Ziehen, Parästhesien etc.

Durch die manuelle Manipulation der Nadel – nur drehen und nicht auf und ab ziehen – wurde diese Wirkung verstärkt. Man hatte den Eindruck einer besseren Durchblutung.

Anfangs wurde die Kopfakupunktur angewandt bei:
Paralyse, Tremor und Parästhesien.

Heute ist das Indikationsgebiet erweitert auf:
Kopfschmerzen, Ischias, Interkostalneuralgie, Facialisparesen vom zentralen Typ, Menier-Syndrom, akute Lumbalgien, Periarthritis des Schultergelenkes, Gastritis, Angina pectoris, funktionelle Uterusblutung plus Dysmenorrhoe, Enuresis, Urtikaria, Asthma.

Der Mechanismus ist noch nicht klar!

Bild: Nr. 5

Einteilung und Indikationen der Regionen:

Die Regionen werden nach cm Einheiten eingeteilt.
Die Länge der einzelnen Regionen ist individuell verschieden.

1. Sagittallinie
2. Basallinie – von der Augenbrauenmitte bis zur Basis der Protuberantia Occipitalis.

Die 14 Regionen und Indikationen:

1. *Motorik-Zone:* oben 0.5 cm hinter dem Mittelpunkt der Sagittallinie unten 0.5 cm vor der Kreuzung der Basallinie mit dem Haaransatz.

Diese Zone wird in 5 Teile geteilt:	Indikationen für:
oberes ⅕ für Untere Extrem. und Stamm	= Paralyse, gegenseitig, bds.
mittlere ⅖ für Obere Extrem.	= Paralyse, gegenseitig, bds.
untere ⅖ für Gesicht und Sprache I	= Motor. Aphasie, Aphonie, Salivation.

2. *Senorische Zone:* parallel und 1.5 cm hinter der Motorikzone:

Oberes ⅕ für Unt. Extrem. und Stamm	= Schmerzen und sensor. Störungen kontralateral
Mittlere ⅖ für Obere Extrem.	= Schmerzen und sensor. Störungen kontralateral
Untere ⅖ für Gesicht	= Migräne, Trigem. Neuralgie.

3. *Chorea und Parkinson Kontrollregion:* parallel und 1.5 cm vor Motorikz.: Für Chorea, Choreo-Athetose, Parkinson, Tremor.

Bild Nr. 28

4. *Vasodilatation- und Vasokonstriktions-Zone:* 1.5 cm vor der Choreaz.:

Oberes ⅓ für Hypertension

Obere ½ für obere Extrem.	= Oedeme d. cerebral. Cortexregion
untere ½ für untere Extrem.	= Oedeme d. cerebral. Cortexregion

119

5. *Schwindel- und Gehör-Zone:* 1.5 cm über dem Ohr, 2 cm vor und 2 cm rückw. insgesamt 4 cm lang:

Für Tinnitus, Hörverlust, Menier, Schwindel.

6. *Sprachregion III:* von der Mitte der Gehörregion 4 cm nach rückwärts:

Für sensorische Aphasie.

7. *Sprachregion II:* 2 cm hinter der Protub. Parietale 3 cm abwärts:

Nomenklative Aphasie.

8. *Region für Apraxie:* 3 Linien von der Protub. Pariet. 3 cm abwärts in einem Winkel von 40° getrennt.

9. *Senso-motorische Fußzone* 1 cm beiderseits der Sagittallinie vom Mittelpunkt 3 cm nach rückwärts.

Beiderseits bei Enuresis und akuter Lumbalgie.
Einseitig, kontralateral bei Paralyse, Schmerzen und sensor. KH. d. unt. Extr.

10. *Optische Zone:* dorsal von der Basallinie 4 cm aufwärts, 1 cm neben der Sagittallinie.

Optische Störungen vom cerebralen Cortex.

11. *Balance Zone:* dorsal von der Mitte der Basallinie 3.5 cm und 4 cm abwärts Cerebellare Balance-Störungen.

12. *Gastrische Region:* von der Pupillenmitte aufwärts eine Linie gedacht, dann 2 cm vom Haaransatz oder 6 cm von der Augenbrauenmitte aufwärts.

Für Gastralgien.

120

12a. Hepatische Zone: dieselbe Linie vom Haaransatz 2 cm abwärts.

Ich sah einen Patienten mit Epilepsie: beiderseits eine Nadel mit Elektrostimulation (Intervall Th.).

13. Thorakale Zone: zwischen der Sagittallinie und gastrischen Zone je 2 cm auf- und abwärts. Für allerg. Bronchialasthma.

14. Genitalregion: von der gastrischen Zone nach lateral in derselben Entfernung wie die thorakale Zone medial, 2 cm in die Haarlinie.
Bei funktionellen Uterusblutungen. Zusammen mit der Fußmotorikzone bei Uterusprolaps.

Technik der Kopfakupunktur:
1. Allg. Filiformnadeln Nr. 26–30, von 1.5–2.5 cun Länge.
2. Position sitzend oder liegend.
3. Gründliche Sterilisation der Haut (event. die Haare scheren, dann weniger schmerzhaft), in China mit Alkohol und 2.5% Jodtinkt.
4. Im Winkel von 30° die Nadel horizontal einführen (bei Auftreffen an Periost oder Blutgefäß schmerzhaft).
5. Manipulation: manuell nur rotieren nicht heben und senken! Nach 5 Min. Pause bis zu 2 Min. Manipulation = pro Sitzung 3 mal.
Elektrisch: mit Schwellstrom je nach der Toleranzgrenze des Patienten.
Kathode (−) an der diagnostisch schlechteren Stelle
Anode (+) an der diagnostisch besseren Stelle
Dauer: 15–20 Min. (Kann auch länger belassen werden)
6. 1–2 Nadeln werden in eine Region gesteckt.
7. Nach der Nadelentfernung pressen (falls Blutung), mit sterilem, trockenem Tupfer.
8. Eine Serie besteht aus 10–15 Behandlungen, täglich oder

jeden 2. Tag. Bei größeren Kindern geben wir 2 mal pro Woche 1 Th.

Nach 1 Woche Pause kann die 2. Serie folgen.

9. Ruhe nach der Akupunkturtherapie bringt bessere Erfolge. Möglicher Nebeneffekt: Behebung der Obstipation ab der ersten AP.

Für die Wirkung der Kopfakupunktur ist wichtig:

1. Die exakte Diagnose.

2. Die Stimulation erhöht die Wirkung, sie muß für den Patienten angenehm und darf nicht zu stark sein!

3. Bei der Manipulation darf man selbst nicht müde sein, muß die Arme aufstützen und soll mit Daumen und Zeigefinger die Nadel drehen.

4. Bei akuten Entzündungen, Fieber, Herzfehler darf keine Kopf-AP durchgeführt werden, sondern erst, wenn die akuten Symptome abgeklungen sind.

5. Bei Patienten mit Paralyse muß der Patient während der Kopf AP mit den Extremitäten üben!

Zusammenfassung:

Der Akupunkteur denkt an Bahnen, Segmente und Punkte, wenn er seine Therapie aufbaut.

Die Beziehungen der Meridiane zu den Organen und Sinnesorganen haben sich in klinischer Praxis bewährt.

Wenn die Terminologie auch nicht immer unseren heutigen Vorstellungen entspricht, so wurden die internen Zusammenhänge im Funktionsablauf des menschlichen Organismus von den „Alten" dennoch auf ganz wunderbare Weise erkannt und beschrieben.

Möge es unseren jungen Forschern gelingen, für die Wirkungsweise der AP die objektive Bestätigung zu finden.

BILDTEIL

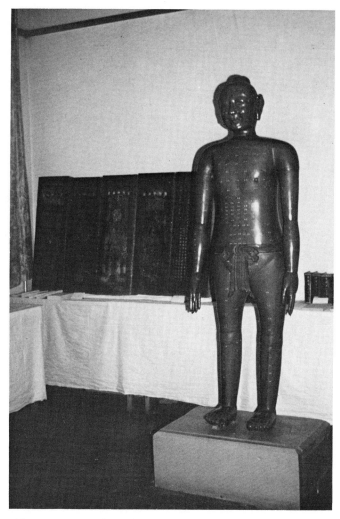

Abb. 1: Fig. aus dem 15. Jahrh. (Ming Dyn.) „Hatte der Prüfungskandidat den Akupunkturpkt. richtig gestochen, floß Wasser heraus."

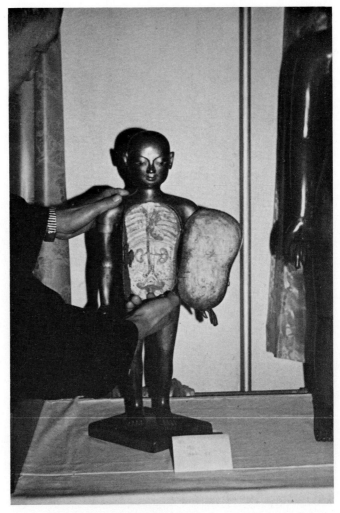

Abb. 2: Fig. um 1900. Beim Aufblättern erkennt man die Zusammenhänge der Meridiane mit den inneren Organen (Zang
Fu).

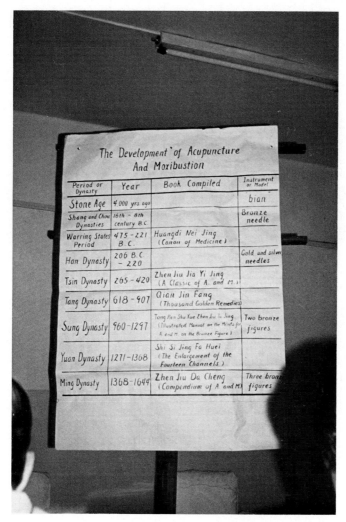

Abb. 3: Tab. über die Entwicklung der Akupunktur und Moxibustion von der Steinzeit bis zur Ming Dynastie = Mittelalter.

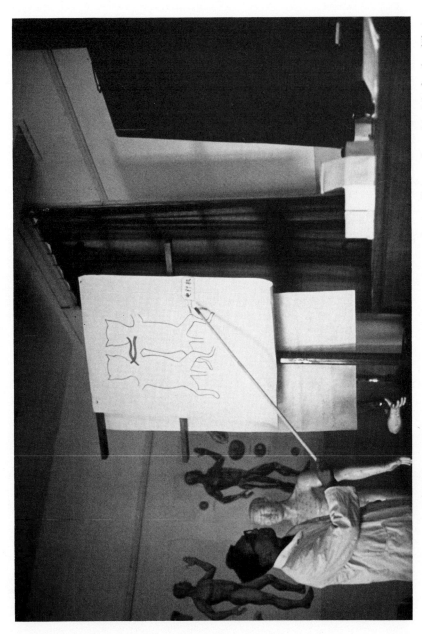

Abb. 4: Tierversuche zur Erforschung des Akupunkturmechanismus werden in China sehr zahlreich durchgeführt. Hier wird der Blutkreislauf verbunden und nur ein Tier akupunktiert. Aber auch das 2. Tier zeigt Akupunkturreaktionen.

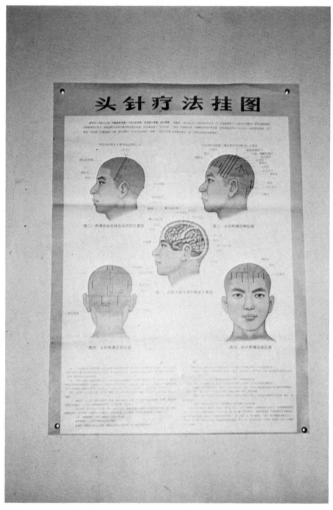

Abb. 5: Tab. über die Kopfakupunktur, diese wurde im Jahr 1971 von chines. Neurologen erstmals im Selbstversuch durchgeführt.

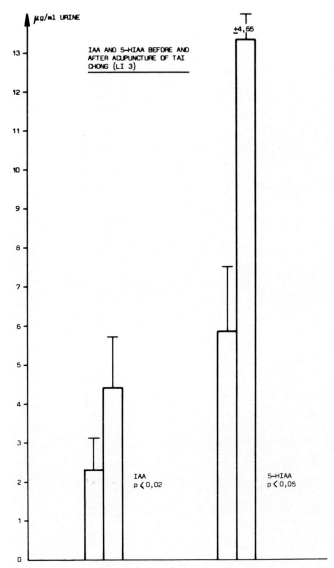

Abb. 6: Eigene klinische Beobachtungen ergaben im Doppel-blindversuch, daß die spasmolytische Wirkung des Punktes Le 3 (Taichong) biochemisch mit einer verstärkten Reaktion im Indolaminstoffwechsel korreliert. (Dr. Riederer, L. B. Inst. f. Neurochemie, Lainz, Wien)

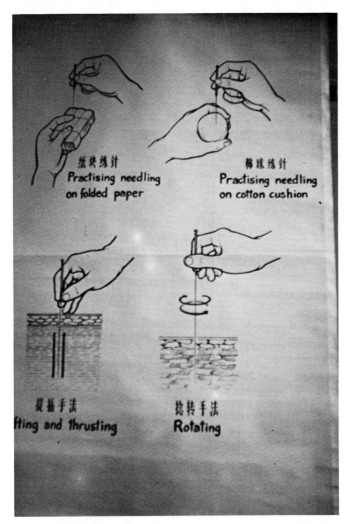

Abb. 7: Oben: das Üben der Akupunktur auf Zellstoff und Watteball.
Unten: die Technik der Nadelmanipulation, heben u. senken oder kreisen.

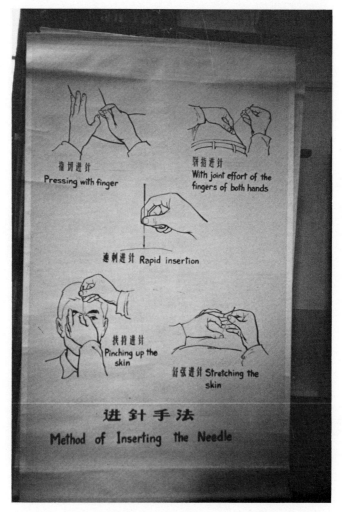

Abb. 8: Methoden der Punktfixierung und des Einstechens.

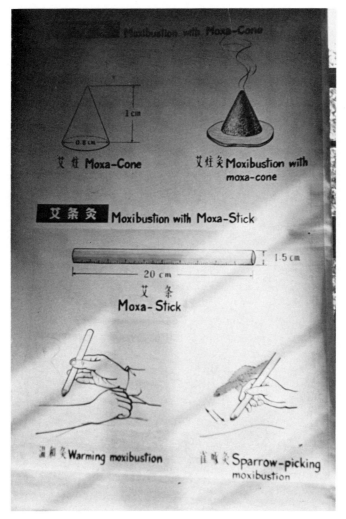

Abb. 9: Moxibustion = Wärmetherapie, kann auch mit Nadeln kombiniert werden.
Die Moxawolle = getrocknete Arthemisia vulg. wird in dünnes Zigarettenpapier gewickelt.

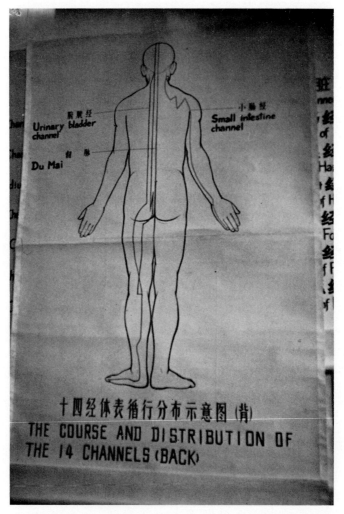

Abb. 10: Der Dünndarm- und Blasenmeridian sowie der Du Mai
= Lenkergefäß am Rücken.
3 Yang-Meridiane.

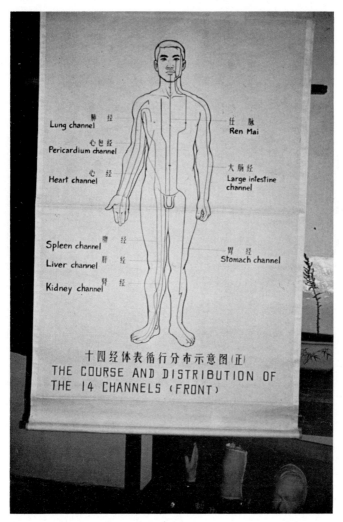

Abb. 11: Meridian li.: Dickdarm-Magen als Oben-Unten-Verbin-
dung dargestellt.
Meridian re.: Oben: 3 Yin: Lunge, Kreislauf, Herz. Unten: 3 Yin:
Milz, Leber, Niere, diese kreuzen im Pkt. MP 6.

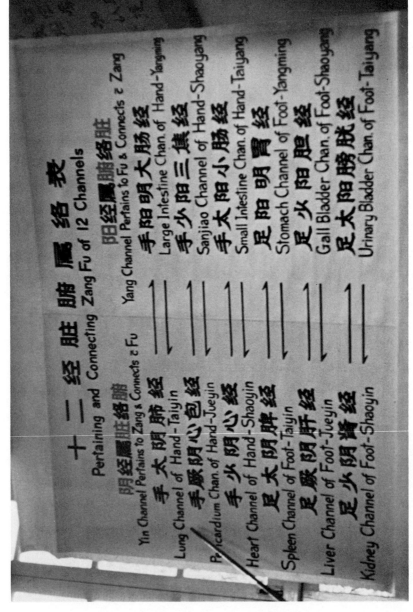

Abb. 12: Die Innen-Außen-Verbindung der Yin-Yang-Meridiane.

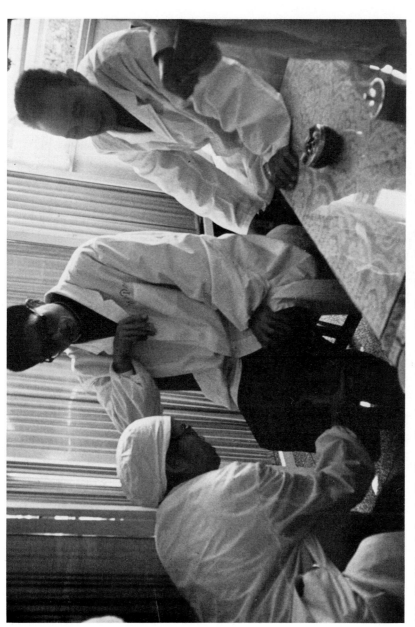

Abb. 13: Meine Lehrerin Dr. Sheng Tao demonstriert an Dr. Xu Shun-Zu die prakt. Akupunktur des Punktes M 36 (Zusanli).

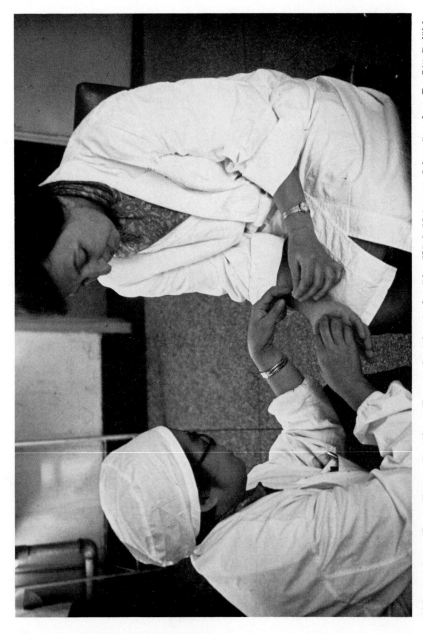

Abb. 14: Unter Kontrolle von Dr. Sheng Tao steche ich mir den Pkt. KS 6 (Neiguan). Ich spüre das „De Qi" Gefühl als ganz zartes Ziehen in die Hand, es ist ein schwer zu beschreibendes Gefühl.

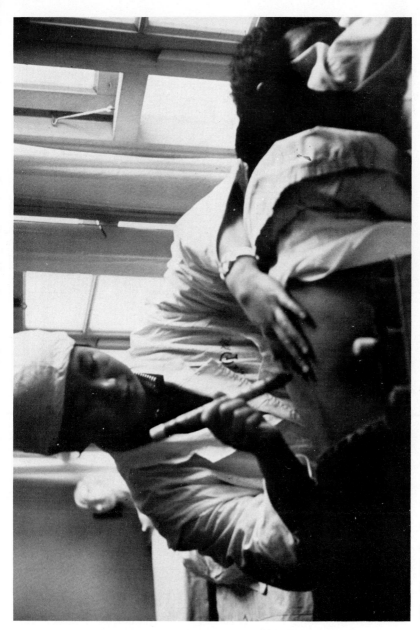

Abb. 15: Mit Moxibustion wird hier die Wirkung der Akupunktur verstärkt. Ca. 5 Min. wird in entsprechender Entfernung von der Haut des Patienten mit kreisenden Bewegungen die Nadel und Haut erwärmt.

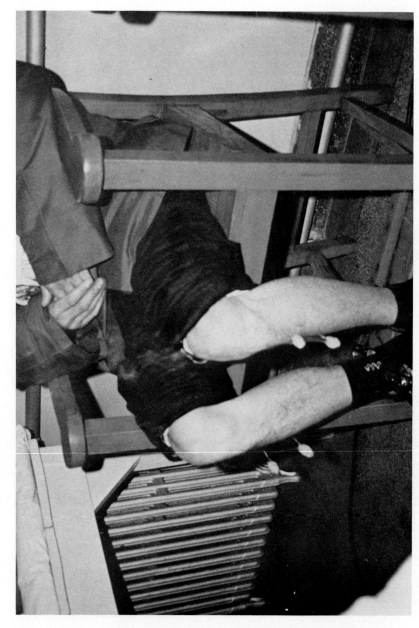

Abb. 16: Bei chron. Enteritis wird die Nadel im Pkt. M 36 u. 37 mit einem Stück Moxa erwärmt.

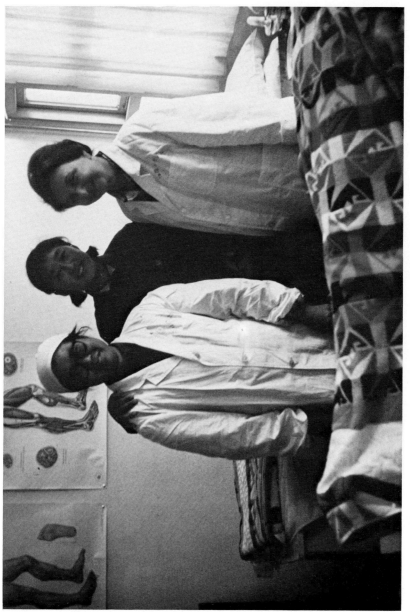

Abb. 17: Meine Lehrerin Dr. Sheng Tao hat mir Ihre Tochter zur Behandlung anvertraut.

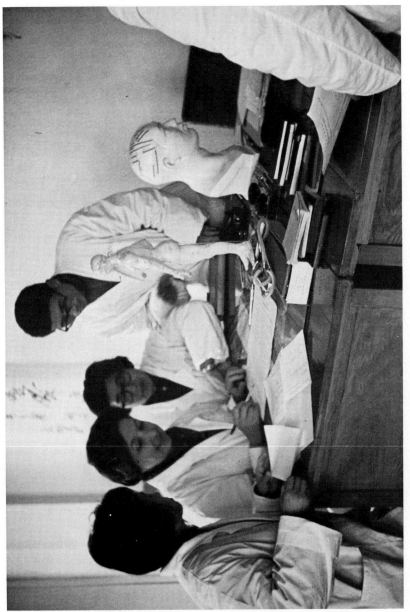

Abb. 18: Die schriftliche Abschlußprüfung des Akupunkturlehrgangs in Nanking 1976.

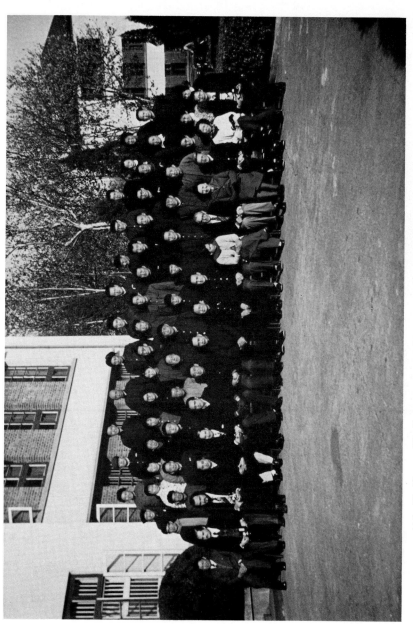

Abb. 19: Unsere Studiengruppe mit dem chinesischen Lehrkörper in Nanking 1976.

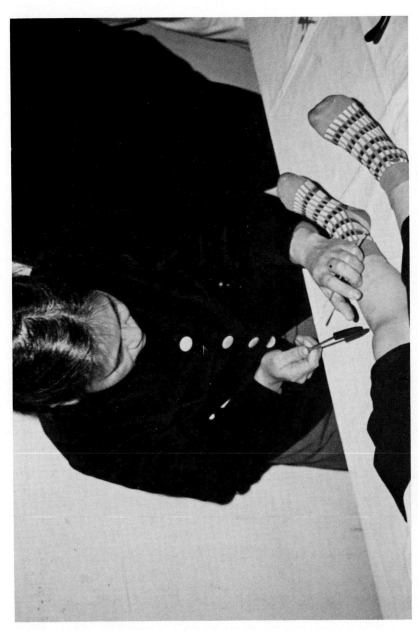

Abb. 20: Diese Ärztin in Kanton arbeitet gern mit der „seven-star" Nadel, dies ist ein Hämmerchen mit 5–7 gebündelten Nadeln. Hier die Enteritisbehandlung bei einem Kind. Pkt. M 36.

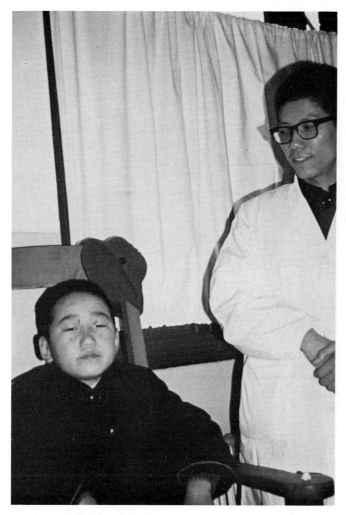

Abb. 21: Enuresis-Behandlung in einer Akupunkturambulanz in Shanghai.
Pkt.: Lg 20, B 1.

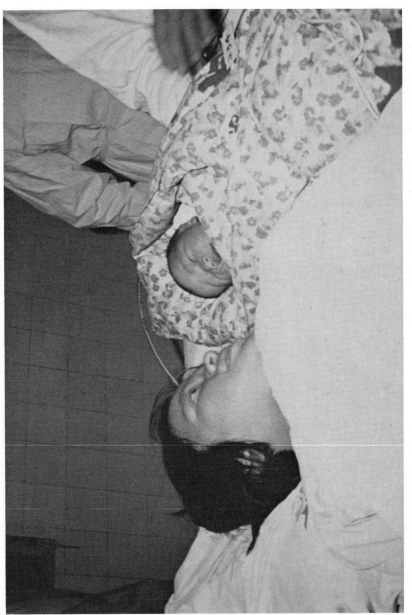

Abb. 22: Mittels Akupunkturanaesthesie wurde ein Kaiserschnitt durchgeführt, Mutter und Kind sind wohlauf.

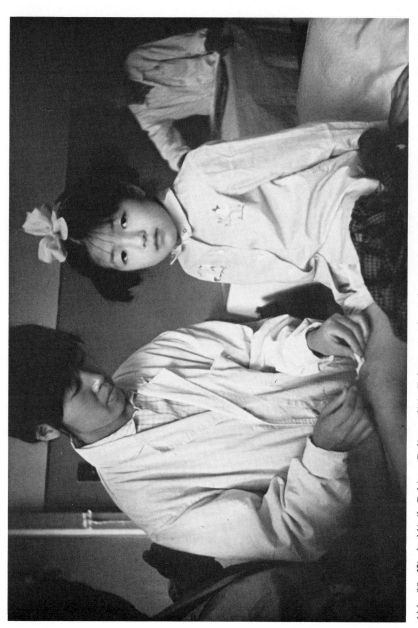

Abb. 23: Kinderklinik Peking: Poliomyelitis-Folgezustand wird mit Akupunktur erfolgreich behandelt. Alle 2 Wochen wird in einge Punkte ein 0,5 cm Stück Catgut mittels einer Lumbalpunktionsnadel i. m. implantiert.

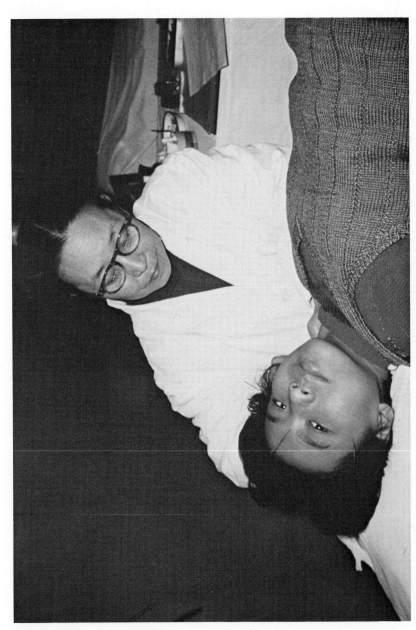

Abb. 24: Kinderklinik Peking: Dr. Xie nadelt ein 12jähr. Mädchen mit post enzephalit. Syndrom. Gehen, Sprache und Gedächtnis sind bereits gebessert. Es wird nur Körperakupunktur gemacht.

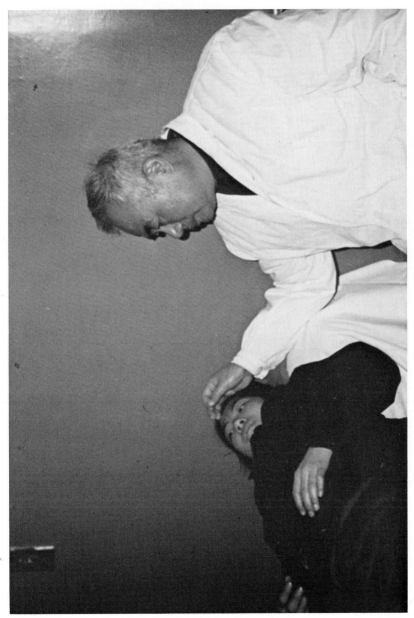

Abb. 25: Kinderklinik Peking: Dr. Ren akupunktiert ein Mädchen mit Stirn- und temporalem Kopfschmerz. Di 4, Yintang, Taiyang.

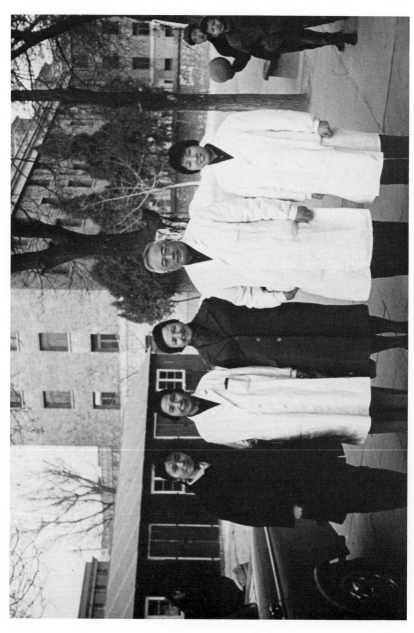

Abb. 26: Letzter Besuch der Kinderklinik – Peking am 24. XII. 1976.
von li.: Die Dolmetscherin, Dr. Hu Ya-mei, Dr. Tenk, Dr. Ren shou Yung und eine Krankenschwester.

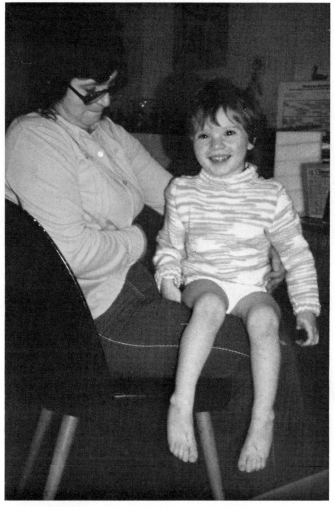

Abb. 27: Zustand nach Frühgeburt aus meiner Praxis. Der Zehenspasmus wurde mit der Kombination G 34 und Le 3 gelöst.

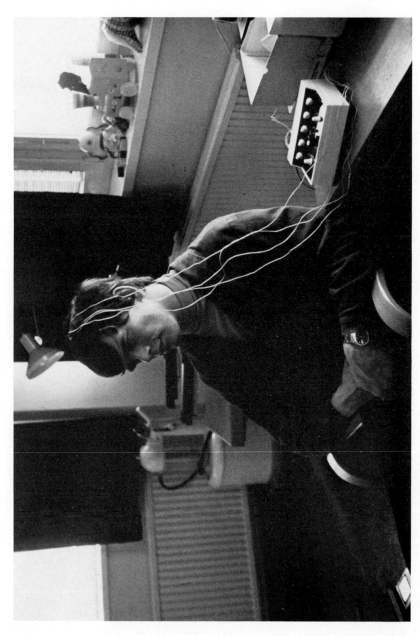

Abb. 28: Zustand nach Enzephalitis mit Choreo-Athetose aus der Kinderneurolog. Klinik Prof. Dr. A. Rett Wien. Cerebrale-Akupunktur der Chorea-Parkinson-Zone.

Weitere einschlägige Werke
aus dem

VERLAG WILHELM MAUDRICH

WIEN – MÜNCHEN – BERN

NEUE CHINESISCHE AKUPUNKTUR

LEHRBUCH UND ATLAS
MIT NATURWISSENSCHAFTLICHEN ERKLÄRUNGEN

von

G. KÖNIG und I. WANCURA

unter Mitarbeit von **F. HAWLIK**

301 Seiten mit 130 Abbildungen und 50 Skizzen, kartoniert, Preis
DM 98,–, öS 680,–.

2. überarbeitete Auflage

Das Standardwerk **Zhen Jiu Xue Wei Gua Tu Shuo Ming** erschien in
Original-Auflagen von Hunderttausenden Exemplaren und nun erstmals in deut-
scher Sprache.
110 neugefundene Punkte (Neu-P.)
171 Punkte außerhalb der Meridiane (PaM)
361 Meridianpunkte mit ihrer zum Teil neuen Lage
 18 Punkte der Handakupunktur
Die Autoren haben die Übersetzung so bearbeitet, daß die chinesischen Standardtafeln übersichtlich und dem Leser verständlich nahegebracht werden. **Text
und dazugehöriger Bildausschnitt** ist auf je einer Doppelseite so angeordnet,
daß beide gleichzeitig und mit einem Blick erfaßt werden können. Damit entfällt
so das zeitraubende Nachschlagen in einem eigenen Bildteil. Statt der schwer
merkbaren und in verwirrender Unterschiedlichkeit geschriebenen chinesischen
Punktenamen haben sie alle Abkürzungen der Punkte nach der im deutschen
Sprachraum üblichen BACHMANNschen Numerierung geordnet und die Num-
mern der chinesischen Tafeln (sie entsprechen weitgehend der anglo-amerika-
nischen Nomenklatur) jeweils in Klammer gesetzt; Skizzen und Tabellen machen
die Unterschiede deutlich, um Mißverständnisse zu vermeiden. Sie verfaßten ein
ausführliches, alphabetisch geordnetes Indikationsverzeichnis und fertigten 17
Skizzen zum raschen Auffinden der Punkte an, kennzeichneten die 60 wichtigsten, bzw. jene in China am meisten verwendeten Punkte, um das Erlernen der
modernen chinesischen Akupunktur und die Orientierung an den Standardtafeln
zu erleichtern. Da die bei uns bisher vorwiegend geübte sogenannte „französi-
sche Akupunktur" mit Gold- und Silbernadeln in China heute nur in Sonderfäl-
len angewendet wird, haben sie eine Anleitung der zur Zeit am häufigsten üblichen **chinesischen Behandlungstechnik** angeschlossen.
In einer eigenen theoretischen Studie haben sie die Eigenart der chinesischen
Denk- und Betrachtungsweise kurz besprochen und versucht – zum Teil erstmals – die grundsätzlichen Phänomene der Akupunktur klinisch und physiologischen, experimentell gesicherten Erkenntnissen gegenüberzustellen. Mit bereits
anerkannten naturwissenschaftlichen Erkenntnissen hoffen sie, für einen Teil
der „traditionellen chinesischen Medizin" eine Erklärungsmöglichkeit ohne
Mystik zur Diskussion stellen zu können.
Während die traditionelle Akupunktur Diagnose und Punkteauswahl nach **ihren**
klassischen Regeln erstellt, lehnt sich die moderne chinesische Akupunktur an

die – auch der westlichen Medizin – wohlbekannte Tatsache an, daß ein Reiz (Nadelung, Wärme, Massage, Hautquaddel, u. a.) in unmittelbarer Nähe der erkrankten Stelle („locus dolendi"-Stechen) oder im Segment der Erkrankung (Sementtherapie) wirksam ist. An bestimmten Punkten, eben den Akupunkturpunkten, ist ein Reiz wirkungsvoller als an irgendeiner Hautstelle.

Die Diagnosestellung für eine Akupunkturbehandlung erfolgt entsprechend der **modernen** Medizin auch in China heute meist auf Grund der klinischen Symptomatik. Die Auswahl der zu nadelnden Punkte richtet sich nach einem Indikationsverzeichnis, das die auf alter empirischer Erfahrung beruhenden wirkungsvollen Punkte zusammenfaßt. In besonderen Fällen, z. B. bei Störungen der „Energieverteilung" (wir würden sagen bei vegetativen Dysregulationen) werden weiterhin die klassischen traditionellen Regeln angewandt. Das Literaturverzeichnis umfaßt über 600 Arbeiten.

PRAXIS UND THEORIE DER NEUEN CHINESISCHEN AKUPUNKTUR

Die persönlichen Erfahrungen eines 1¹/₂jährigen Akupunkturstudiums in China

von G. KÖNIG und I. WANCURA

2 Bände in Vorbereitung

Beide Autoren hatten die seltene Gelegenheit 1975/76 ein **offizielles Akupunkturstudium an den Universitäten Nanking** (1 Semester) bzw. **Peking** (3 Semester) absolvieren zu können.

Sie geben in diesem Buch ihre **persönlichen Erfahrungen und die Lehrmeinung ihrer chinesischen Professoren** wieder und beschreiben von der traditionell-chinesischen Medizin nur jene Teile, die nach Überprüfung durch die chinesischen Universitäten auch heute noch als praktisch und brauchbar angesehen werden.

Die derzeit in China gelehrten „traditionellen Diagnosen" sind Einteilungsprinzipien und therapeutische Richtlinien bezüglich Reizort, Reizart und Reizquantum bezogen auf den Reaktionstyp des Patienten.

Die reale Basis der traditionellen chinesischen Medizin ist das viel größere Wissen und die längere Erfahrung über reflektorische Beziehungen zwischen Körperoberfläche und Erkrankungen im Körperinneren.

Ein bildhaftes System und einfache Merkregeln machen diese aus großer praktischer Erfahrung stammende Therapieform leicht merk- und anwendbar.

Das Werk ist eine Ergänzung der im gleichen Verlag erschienenen „Neuen chinesischen Akupunktur" der Autoren.

Es enthält, graphisch dargestellt, jene bewährten Punktkombinationen und Behandlungshinweise, nach denen de facto im heutigen China eine Akupunkturbehandlung durchgeführt wird. Dem Anfänger wird dadurch die Anwendung der Akupunktur erleichtert, dem langjährig tätigen Akupunkturarzt viel Neues, und praktisch Wissenswertes geboten, das hier erstmals veröffentlicht wird.

Verlag Wilhelm Maudrich
Wien – München – Bern

WANDTAFEL DER TRADITIONELLEN AKUPUNKTURREGELN

von

G. KÖNIG und I. WANCURA

Format 58 × 100 cm. Preis DM 35,–, öS 250,–, Fünffarbendruck.

Die Tafel beinhaltet: Behandlungsangaben zur Herstellung des „YIN-YANG" Gleichgewichts (der Reaktionslage) durch **allgemein wirksame** Punkte, also die Behandlung der „Wurzeln" der Krankheit. Behandlung nach den Symptomen und nach dem Ort der Erkrankung mit den **lokal wirksamen** Punkten, die sogen. „Zweige" der Krankheit.

Feststellen der Reaktionslage des Kranken, bzw. der Krankheit (Ying-Yang) durch:

A 1) Tabelle der Symptome
A 2) Schema der chinesischen Pulsdiagnose
A 3) einfache Punktewahl für jeden Körperquadranten
A 4) Behandlungsbeispiele

Für folgende Regeln sind die Meridianpunkte und ihre Behandlung (tonisieren-sedieren) groß und übersichtlich auf Entfernung erkennbar angeführt:

A 5) Mutter-Sohn Regel
A 6) Mittag-Mitternacht-Regel
A 7) Ehemann-Ehefrau-Regel
A 8) Grand Piqure Regel
A 9) Meridian-Paar Regel
A 10) gekoppelte Meridian Regel

In einem übersichtlichen Schema sind der sogenannte „Energiekreislauf" in den Meridianen und die Punkte für Tonisieren und Sedieren sowie die Lo- und Kardinalpunkte ablesbar und mit ihrer ungefähren anatomischen Lage an Händen und Füßen dargestellt.
Darüber hinaus sind die Regeln der gekoppelten Meridiane und der Meridian-Paare (der Grundlage der Fünf-Elementen-Lehre) am Dermatomschema des Embryo aufzufinden; es besteht eine cranio-caudale Gliederung und Anordnung der Meridiane und so ist auch eine Merkhilfe auf naturwissenschaftlicher Basis möglich.
B 1) Prinzipien der Punktewahl entsprechend dem Erkrankungsort
B 2) Nadeln um den Erkrankungsort
B 3) Nadeln jener Meridiane, die durch oder über den Erkrankungsort ziehen (an bes. wirksamen Meridianpunkten auch **fern** des Erkrankungsortes).
Beispiel für den Gebrauch der Tafel: Ischialgie, entland der Rückseite der unteren Extremität (also dem Blasenmeridian entsprechend). Ergibt sich nach der Symptomatik (Tab. A 1) und oder dem chinesischen Puls (Tab. A 2) eine Yang-(Fülle) Symptomatik, so können von der Wandtafel bei „B" (Blasen-Meridian) unterhalb des Zeichens für Yang (Fülle) folgende Punkte und ihre Behandlung (tonisieren, bzw. sedieren) abgelesen und für die Behandlung in Betracht gezogen werden:

B 58 sedieren (Regel der gekoppelten Meridiane)
B 62 Dü 7 sedieren (Regel der Meridian-Paare)
B 65, N 2 sedieren (nach Mutter-Sohn-Regel)

Lu 9 tonisieren (nach Mittag-Mitternacht-Regel)
3E 3 tonisieren (nach Ehemann-Ehefrau-Regel)
Lu 7 tonisieren (nach Grand Piqure-Regel) kontralateral

Neben diesen allgemein wirksamen Punkten können nach den ebenfalls angeführten lokalen Regeln weitere Behandlungsmöglichkeiten gefunden und für
den Einzelfall selbst ausgewählt werden (Gruppen-Lo-Punkte, Punkte für den
Körperquadranten u. a.).

Diese Wandtafel kann nicht Bücher ersetzen oder alle Regeln bringen, aber sie
stellt eine große Hilfe dar für die praktische Anwendung dieser alten und so
lange empirisch bewährten Regeln in der täglichen Praxis.

PUNKTE UND REGELN
DER NEUEN CHINESISCHEN
AKUPUNKTUR

von G. KÖNIG und I. WANCURA

8 Seiten Text, 4 Tafeln 38 × 54 cm in Fünffarbendruck, kartoniert,
Preis: DM 70,–, öS 490,–.

Der Einbau der Akupunktur in die moderne Medizin führte in China in Spitälern
und Ambulanzen zunehmend zur Anwendung von wenigen aber besonders
wirksamen Punkten und einfachen Regeln, die eine Art Basiswissen für die Anwendung der Akupunktur darstellen.
Die Anwendung der Akupunktur erfolgt – in diesem zahlenmäßig größten Volk
der Welt – aus praktischen Überlegungen:
Die Akupunktur ist kostensparend und fast ohne Nebenwirkungen, sie ist erfolgreich:
Bei richtiger Indikation
bei richtiger Lokalisation der Punkte
bei Nadelung, die ein De Qui Gefühl auslöst
bei wenigen aber sorgfältig ausgewählten Punkten
**Übersichtliche Zeichnungen und die handliche Größe ermöglichen die Anwen-
dung der Tafeln als Nachschlagewerk oder auch als Wandtafeln und stellen
ein wertvolles Hilfsmittel zur praktischen und erfolgreichen Anwendung der
Akupunktur dar.**
Ein sinnvolles System der Meridiane und ihrer Beziehung zueinander wird durch
die Farbgebung ausgedrückt. Warme Farbtöne: Yang-Farben, kalte Farbtöne:
Yin-Farben, strichlierte Meridiane an der Hand, ausgezogene Meridiane am Fuß
beginnend oder endend. Gleiche Meridianfarbe an Hand und Fuß entspricht der
Regel der Meridian-Paare, Meridianfarben gleicher Helligkeit lassen die ,,gekop-
pelten" Meridiane erkennen.
Oft wird die Ansicht vertreten: Je älter eine medizinische Methode ist, mit desto
mehr Berechtigung kann sie angewendet werden. Oder: Je jünger sie ist, desto
mehr entspricht sie dem medizinischen Fortschritt. Aber weder alt noch jung
sind die entscheidenden Kriterien für die Güte oder Richtigkeit einer Methode,
sondern nur ihre exakte Überprüfung und Zweckmäßigkeit sollte ausschlagge-
bend sein. Diese Tafeln sollen diese Prüfung ermöglichen, um damit festzustellen, ob und wann die Akupunktur wirksam ist.

Verlag Wilhelm Maudrich
Wien – München – Bern

AKUPUNKTUR-KOMPENDIUM

der aktuellen Therapie in der Volksrepublik China

von

F. HAWLIK

Gebunden, 158 Seiten mit 32 Abbildungen und 16 Tafeln, DM 48,–, öS 340,–.

Das vorliegende Akupunktur-Kompendium spiegelt in komprimierter Form den letzten Stand der Akupunkturpraxis des heutigen Chinas.

In profunder Sachkenntnis, basierend auf jahrzehntelanger eigener Praxiserfahrung übersetzte Hawlik in minutiöser Kleinarbeit und wissenschaftlicher Akribie aus der Originalausgabe (An Outline of Acupuncture) die wichtigsten Punkte ins Deutsche und verdichtete das umfangreiche Werk leicht verständlich und zeitsparend für den Praktiker, für den Kliniker, für den Arzt von heute!

Es bedarf keiner Frage, daß es sich bei jedem an der chinesischen Nadeltechnik Interessierten um ein Muß-Buch handelt – bietet Hawlik doch als Quellennachweis seines Buches jene Grundlage an, die einem dreimonatigen Kurs in der V. R. China ausländischen Ärzten zur Erlangung theoretischen Wissens als Basis dient.

Für den Leser mühelos faßbar, mit topographischer Orientierung ausgestattet, mit Hinweisen zur Ohrakupunktur und reichem übersichtlichem Indikationsverzeichnis. Ein faszinierendes Exzerpt in der Hand des Lesers!

Verlag Wilhelm Maudrich

Wien – München – Bern